全国卫生职业教育实验实训"十三五"规划教材

供口腔医学、口腔医学技术、口腔护理专业使用

口腔固定修复工艺技术

主编 蒋 菁 孙 曜

北京科学技术出版社

图书在版编目（CIP）数据

口腔固定修复工艺技术 / 蒋菁，孙曜主编． —北京：北京科学技术出版社，2017.8

全国卫生职业教育实验实训"十三五"规划教材：供口腔医学、口腔医学技术、口腔护理专业使用

ISBN 978-7-5304-8969-7

Ⅰ．①口… Ⅱ．①蒋… ②孙… Ⅲ．①口腔矫形学—高等职业教育—教材 Ⅳ．① R783

中国版本图书馆 CIP 数据核字（2017）第 062110 号

口腔固定修复工艺技术

主　　编：蒋　菁　孙　曜
责任编辑：张青山
责任校对：贾　荣
责任印制：李　茗
封面设计：异一设计
版式设计：天露霖文化
出 版 人：曾庆宇
出版发行：北京科学技术出版社
社　　址：北京西直门南大街16号
邮政编码：100035
电话传真：0086-10-66135495（总编室）
　　　　　0086-10-66113227（发行部）　0086-10-66161952（发行部传真）
电子信箱：bjkj@bjkjpress.com
网　　址：www.bkydw.cn
经　　销：新华书店
印　　刷：北京盛通印刷股份有限公司
开　　本：787mm×1092mm　1/16
字　　数：350千字
印　　张：11.25
版　　次：2017年8月第1版
印　　次：2017年8月第1次印刷
ISBN 978-7-5304-8969-7/ R · 2271

定　　价：68.00元

教材评审委员会

张宗伟（枣庄职业学院）

张海峰（扎兰屯职业学院）

陈华生（漳州卫生职业学院）

郎庆玲（黑龙江省林业卫生学校）

屈玉明（山西职工医学院）

胡景团（河南护理职业学院）

郭积燕（北京卫生职业学院）

戴艳梅（天津市口腔医院）

秘书长

马菲菲（天津医学高等专科学校）

林　欣（天津市口腔医院）

副秘书长

郭怡熠（天津市口腔医院）

委　员（以姓氏笔画为序）

马玉宏（黑龙江护理高等专科学校）

毛　静（枣庄科技职业学院）

方会英（枣庄职业学院）

刘巧玲（黑龙江省林业卫生学校）

苏光伟（安阳职业技术学院）

李　涛（石家庄医学高等专科学校）

张　华（扎兰屯职业学院）

胡雪芬（大兴安岭职业学院）

顾长明（唐山职业技术学院）

高巧虹（漳州卫生职业学院）

高秋香（山西职工医学院）

黄呈森（承德护理职业学院）

曹聪云（邢台医学高等专科学校）

梁　萍（北京卫生职业学院）

葛秋云（河南护理职业学院）

董泽飞（邢台医学高等专科学校）

熊均平（河南漯河医学高等专科学校）

视频审定专家（以姓氏笔画为序）

王　琳（北京大学口腔医院）

王　霄（北京大学第三医院）

王伟健（北京大学口腔医院）

牛光良（北京中西医结合医院）

冯小东（北京同仁医院）

冯向辉（北京大学口腔医院）

冯培明（北京中医药大学附属中西医结合医院）

成鹏飞（中国中医科学院眼科医院）

刘　刚（北京中医药大学附属中西医结合医院）

刘建彰（北京大学口腔医院）

刘静明（北京同仁医院）

李靖桓（首都医科大学附属北京口腔医院）

杨海鸥（北京同仁医院）

张　楠（首都医科大学附属北京口腔医院）

陈志远（北京同仁医院）

郑树国（北京大学口腔医院）

胡菁颖（北京大学口腔医院）

祝　欣（北京大学口腔医院第二门诊部）

姚　娜（北京大学口腔医院第二门诊部）

熊伯刚（北京中医药大学附属中西医结合医院）

编 者 名 单

主　编 蒋　菁　孙　曜

副主编 孟　琨　戎志静

编　委（以姓氏笔画为序）

戎志静（承德护理职业学院）

刘艺萍（安阳职业技术学院）

孙　曜（天津市口腔医院）

张　晨（天津市口腔医院）

武会敏（山西省中医学校）

孟　琨（河南护理职业学院）

孟　雅（唐山职业技术学院）

贾桂玲（天津市口腔医院）

徐　曼（北京卫生职业学院）

蒋　菁（唐山职业技术学院）

樊　晖（天津市口腔医院）

前　言

　　近年来，随着义齿修复材料、加工工艺以及相关设备的快速发展，我国义齿加工行业的发展水平迅速与国际接轨，因此，我国口腔医学技术专业的教育也应适应行业的发展。目前开设本专业的全国70多所高职院校都在积极地进行教学改革，并且在师资队伍、学生数量和教学设施等方面均取得了令人瞩目的成绩，教学理念和教学方法也日趋国际化。但是到目前为止还没有专门用于口腔医学技术专业的实训教材。

　　《口腔固定修复工艺技术》是"全国卫生职业教育实验实训'十三五'规划教材（供口腔医学、口腔医学技术、口腔护理专业使用）"系列教材之一，按照高等职业教育口腔医学技术专业培养目标的要求编写，为针对口腔医学技术专业的实训教材。

　　本教材紧密围绕目前口腔修复临床常用的口腔固定修复体的制作流程编写。分为基本技术篇和修复体制作流程篇，结合口腔新材料及新技术的发展，将口腔修复临床常用的固定修复体类型纳入教材中，在重视基本理论、基本知识和基本技能前提下，采取理论联系实际、循序渐进、由浅入深的方法，尽量做到图文并茂，可读性强。尤其是本教材配有相应的修复体制作操作视频，更能够全方位、立体化地进行实践教学的指导，有利于学生学习和教师授课。参加本书编写的人员除具有丰富教学经验和临床经验的一线教师和医务人员外，还吸纳了义齿加工制作岗位的资深技师，使得本教材的编写更加规范也更接近于工作实际。本教材的编写得到了唐山职业技术学院、天津市口腔医院、北京卫生职业学院、承德护理职业学院、河南护理职业学院、安阳职业技术学院、山西省中医学校等院校领导和老师的大力支持，在此表示衷心的感谢！

由于时间仓促，作者水平有限，书中难免会有纰漏，恳请同行不吝赐教。

蒋　菁　孙　曜

2017 年 3 月

目　录

上篇　基本技术篇

下篇　修复体制作工艺流程篇

上篇

基本技术篇

实训一

模型与代型技术

扫描二维码，观看操作视频

在修复体制作过程中，口腔模型的应用十分广泛，除了计算机辅助设计与制作、口内直接法修复以及预成的修复体以外，其他类型的修复体都要在模型上加工完成。所以，模型与代型技术是修复体制作的第一步，也是制作合格修复体的基础。

记忆链接

1. **模型的分类**　口腔模型按照用途可分为工作模型、对颌模型、记存模型、研究模型。

2. **灌注工作模型流程**　检查印模→调拌石膏模型材料→灌注模型→脱模→模型修整。

3. **可卸代型的制作流程**

（1）工作模型打孔加钉技术。修整模型→工作模型打孔→粘固固位钉及固定装置→加模型底座→代型切割、分离→代型修整→涂布间隙剂。

（2）Di-Lok 技术。修整模型→加模型底座→代型切割、分离→代型修整→涂布间隙。

技术操作

一、目的

（1）学会工作模型的制作方法。

（2）学会修整模型的方法。

（3）学会可卸代型的制作方法。

二、操作规程

模型要能准确地反映出患者口腔内组织解剖的精细结构，尤其是与修复体制作有关的牙的𬌗面、颈缘等部位。所以要求模型尺寸一致、形态清晰准确、表面无缺陷（如石膏瘤、气泡等）。除此之外，模型表面应光滑，硬度要高，能经受住修复体制作时的磨损。为达到以上要求，应遵循如下制作流程。

实训器材

超硬石膏、调拌碗、调拌刀、振荡器、量杯、电子秤、502胶、502快速胶凝固剂、代型钉及固定装置、石膏硬固剂、底座成形器、石膏锯、分离剂、间隙剂、石膏修整机、舌侧修整机、模型打孔机等

检查印模

（1）印模必须清晰完整，尤其是与修复体有关的部位。

（2）印模无脱模现象。

（3）印模内若有需要修改的义齿，必须完全复位。

（4）印模内唾液、血液以及食物残渣要冲洗干净且消毒彻底

调拌石膏模型材料

1.手工调拌　简单易行，但容易调拌不均，且易产生气泡和污染。

（1）按照先加水后加石膏粉的顺序，在调拌碗里加入准确称量的水和石膏粉。

（2）用调拌刀进行快速且均匀地调拌，调拌的方向要沿一个方向进行，调拌刀与橡皮碗内壁贴合碾压石膏，排除石膏中的气泡。时间为1分钟左右。

（3）调拌完毕后，把调拌碗放在振荡器上振荡，排除气泡，准备灌注模型。

2.真空机器调拌　具有气泡少、调拌均匀、无污染的优点。

（1）按照先加水后加石膏粉的顺序，在搅拌杯里加入量取好的水和石膏粉。

（2）用调拌刀进行初步手动调拌大约30秒，使水和粉快速达到充分混合状态，再接入真空搅拌机中搅拌，时间为60秒。（图1-1）

（3）解除真空后取下搅拌杯，准备灌注模型

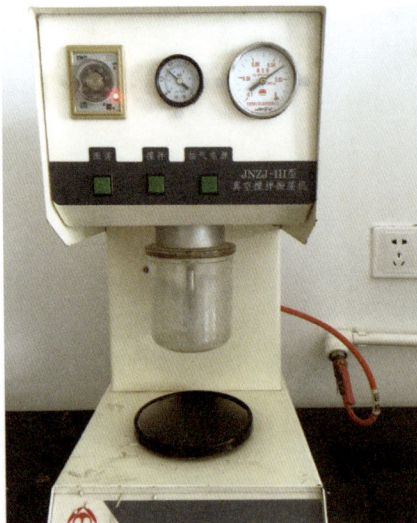

图1-1　真空搅拌机

（1）为保证模型质量及精确性，先在预备牙区域进行石膏的预灌注，避免产生气泡。

（2）再从印模的高处开始灌注调拌好的石膏，使其从高处流向四周，这样可以保证模型灌注完全，减少气泡产生。也可以采用从一侧向另一侧灌注的方法。

（3）一般灌注时要求将印模置于振荡器上，并用手固定。这样可以减少气泡的产生，还有助于石膏材料均匀地流入印模各个部位（图1-2）。

（4）牙列模型灌注直到牙列颈缘至底面的厚度为10~15mm

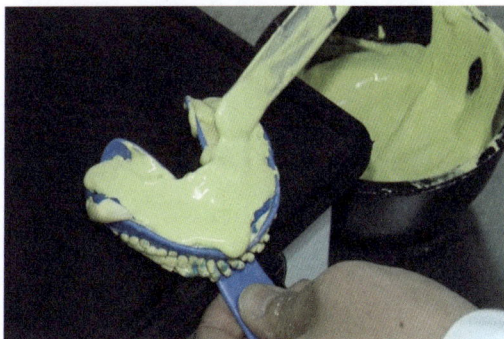

图1-2 模型的灌注

灌注模型

不同模型材料脱模时间有一定差异，但模型灌注完成后都必须静置至少30分钟，待材料固化达到一定强度后即可脱模。

（1）去除托盘周围多余的石膏，使托盘的边缘不被石膏包埋。一手拿住模型底座，一手持托盘，沿牙体长轴方向，小心地使模型松动后取下，完成脱模。

（2）如遇有牙列倾斜、缺失牙较多、孤立牙等情况，可适当延长脱模时间，使石膏固化更完全，保证石膏强度；或者在脱模时先将托盘与印模材料分离，再将弹性印模破成碎块，取出模型，避免牙齿折断。

（3）若石膏硬固后未及时脱模，印模材料容易脱水或与模型材料发生粘连，造成脱模困难，可将托盘中的印模材料用湿水海绵或湿毛巾包裹润湿15~20分钟，待其恢复一定的弹性后，再进行脱模。

（4）模型消毒。包括浸泡/喷雾法、紫外线消毒法等。

1）浸泡/喷雾法。美国牙医协会建议的方法是将石膏模型用消毒剂喷雾到足够湿度，或者用10%的次氯酸钠浸泡。常规流程：流水冲洗→浸泡/喷雾→流水冲洗。但是，无论是浸泡法还是喷雾法，都有一定的缺陷。例如，浸泡法，对模型精度和强度都有影响；喷雾法，由于模型表面结构复杂，很难消毒完全。

2）紫外线消毒法。利用紫外线来消毒，有广谱、有效的灭菌特点。操作简便，对操作者无损害，无污染。该方法对模型的精确度和物理性能没有影响。但是，由于模型不规则，常因照射不全，影响消毒效果

脱模

模型修整的目的是要使其整齐、美观，便于手持，方便义齿制作，且利于保存和观察。模型通常是利用模型修整机进行修整（图1-3）。

（1）首先修整模型底面使其与𬌗平面平行。同时保证模型底部到预备牙颈缘的高度为8~10mm。

（2）然后将模型修整出后壁、侧壁、后侧壁、前壁。后壁，要求与底面及牙弓中线垂直；两边侧壁，应与同侧前磨牙及磨牙颊尖连线平行；后侧壁，与后壁与侧壁所成交角的角平分线相垂直；前壁为顶角正对牙弓中线的等腰三角形的两个腰（图1-4）。

（3）最后修去工作模型及对颌模型上的小瘤及其他影响咬合的部分，以利于修复体的制作。

（4）在修整过程中要注意保护模型，尤其不要损伤预备牙及邻牙

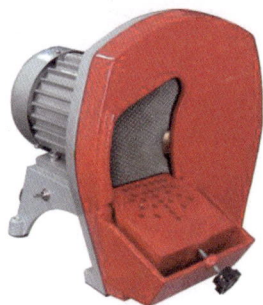

图1-3　模型修整机

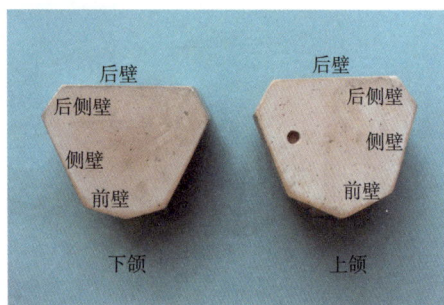

图1-4　修整后的模型

制作可卸代型的方法有很多种，如工作模型打孔加钉技术、分段牙列模型技术、Di-Lok牙托技术等。本书以工作模型打孔加钉技术为例，进行介绍。

1.修整模型　将模型底面磨平，使其与𬌗平面平行，保证工作模型底面到预备牙颈缘的距离至少为8mm。再用舌侧修整机修整舌侧，使模型呈马蹄形（图1-5）。

2.工作模型打孔　采用模型打孔机打孔（图1-6），用铅笔在工作模型𬌗面标

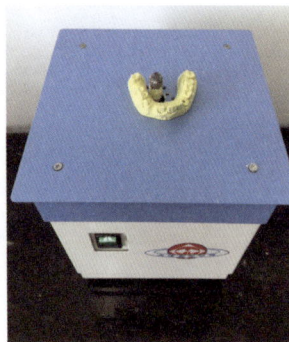

图1-5　将模型修整成马蹄形

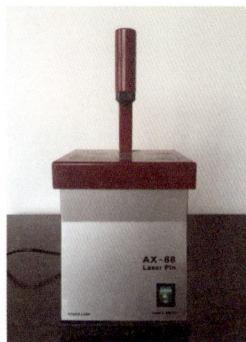

图1-6　模型打孔机

记需要打孔安装复位钉的对应位置，再将模型置于打孔机工作台面上，把需要打孔的部位对准红色激光定位灯（图1-7），双手扶稳工作模型，将工作台面向下按压，接触快速转动的打孔钻（图1-8），即在模型底部形成钉孔。单钉易发生旋转，所以目前普遍采用双钉法，即一颗预备牙代型制备2个钉孔。按照上述方法，在其他需要部位制备钉孔（图1-9）。

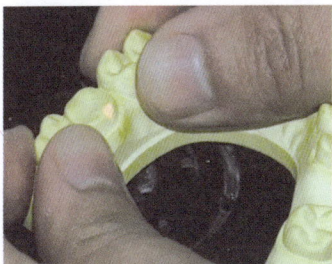

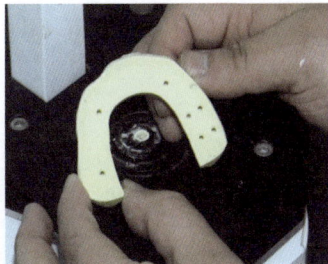

图1-7 激光定位　　　图1-8 打孔钻　　　图1-9 制备钉孔

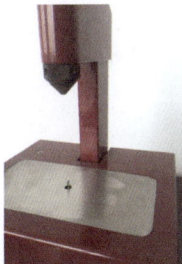

3. 粘固代型钉及固定装置　所有钉孔制备完毕，用细裂钻在孔上缘侧壁上磨制一斜槽，以方便502胶水注入。用蒸汽清洗并吹净孔内石膏碎屑，然后用气枪把模型钉孔内吹干。把代型钉放入到钉孔内，沿钉孔上缘侧壁斜槽将502胶水注入到钉孔内（图1-10）。胶水不宜过多，以免外溢影响密合度。为保证代型插卸方便和固位良好，将配套的塑料钉鞘套入代型钉（图1-11）。

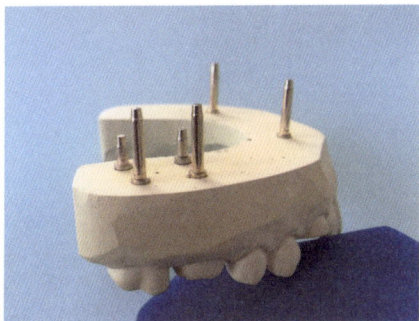

图1-10 粘固固位钉　　　　　图1-11 加固位钉套

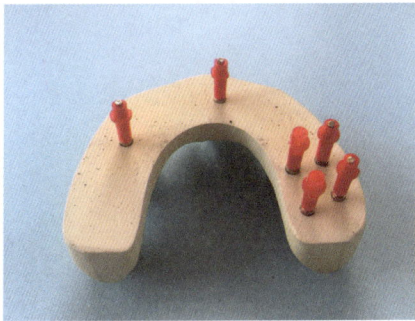

4. 加模型底座　在模型底面涂布分离剂。根据工作模型大小选择合适成品橡胶底座成形器。将调拌好的石膏加入模型底座，最好在振荡器上振荡灌注，确保工作模型与底座之间无间隙、无气泡。然后将工作模型放入橡胶底座中，使代型钉接触底部并确保代型钉周围没有气泡，去除溢出底座和模型侧壁的石膏，抹平表面（图1-12）。

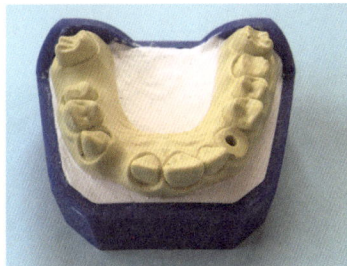

图1-12 模型加底座

代型制备

5. 切割模型，分离代型　模型底座石膏完全凝固后，从底座成形器中取出。待石膏完全干燥后，用 0.2mm 厚的 U 形石膏分离锯切割模型，切割时须沿预备牙或者缺失牙近远中邻面向龈方沿牙体长轴方向锯开，直到锯透工作模型为止，不可将底座石膏锯开，将代型从模型上分离。注意锯缝应窄、直，且尽量平行。切忌在切割时损伤预备牙和邻牙（图 1-13）。

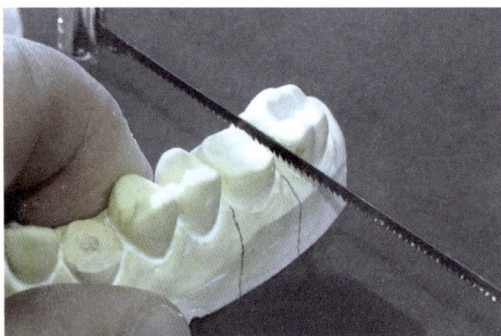

图 1-13　切割代型

6. 修整代型　模型分割后，代型颈部的牙龈组织尚存，颈缘线暴露不彻底，这些会妨碍熔模的制作，直接影响修复体的边缘密合性。所以，要对其进行修整。在放大镜下，先用打磨机夹持梨形金钢砂钻或钨钢钻在代型游离龈根方颊舌侧及邻面进行初步修整。然后用钨钢球形钻低速精细修整颈缘肩台周围石膏，防止肩台边缘损坏，最后形成清晰的牙颈缘肩台边缘线以便于制作熔模。

7. 标记颈缘线　用有色铅笔标记颈缘线，然后涂布石膏硬化剂保护颈缘。在熔模制作及修复体试戴时，边缘均不可越过标记的颈缘线，也不可损伤边缘线（图 1-14）。

8. 涂布间隙剂　在代型表面涂一层间隙剂，目的是补偿铸造合金的冷却收缩，保证修复体能顺利就位，同时给粘固剂预留一定的间隙，使修复体粘固后不至于升高咬合。涂布的厚度应为 20~30μm，不可过厚（图 1-15）。涂布时沿着一个方向，均匀涂布于预备体代型表面，但是在代型肩台边缘龂方 1mm 内不要涂布，以免影响修复体边缘的密合性（图 1-16）。

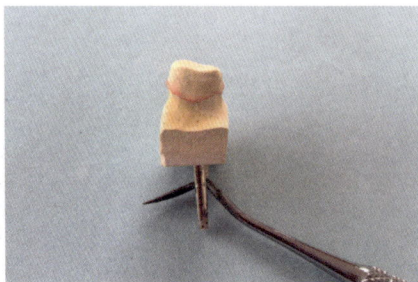

图 1-14　标记颈缘线　　　　　图 1-15　涂布间隙剂

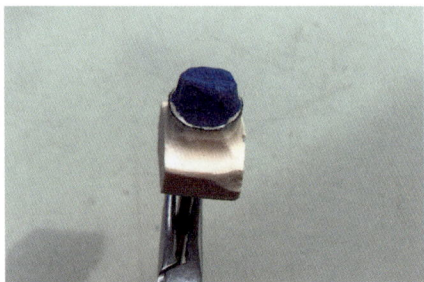

代型制备

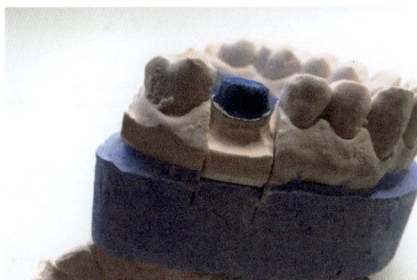
图 1-16　完成的代型

涂布间隙剂适合于冠修复体的制作。嵌体熔模制作根据使用材料不同，选择性涂布，具体方法在后续工艺流程篇相应实训中详细描述。而制作桩核熔模一般不涂布间隙涂料

上𬌗架

根据咬合关系记录，将可卸模型与对颌模型上𬌗架。半可调𬌗架与全可调𬌗架，建议使用面弓转移上𬌗架。平均值𬌗架则参照切导针、定位平面板将模型固定在𬌗架上

三、注意事项

（1）印模消毒要彻底，但不能损伤印模形态。

（2）调拌石膏材料时，水粉比例应严格按照产品说明书中的要求量取，不能在调拌过程中再加水或粉。

（3）调拌石膏材料时，按照先加水后加石膏粉的顺序加入，搅拌时要沿着一个方向匀速进行。

（4）操作过程中，注意器械的清洁，防止污染材料导致模型不准确或产生缺陷。

（5）灌注模型时，为保证有足够的强度，从牙列颈缘至底面的厚度为 10~15mm。

（6）模型修整后边缘宽度以 3~5mm 为宜，模型最薄处不应少于 10mm。

（7）脱模以后，一定要检查工作模型，咬合是否准确，工作区域形态是否清晰完整。

（8）切割代型时，模型应彻底干燥，保证锯缝尽可能窄且直，与牙体长轴方向一致，各个锯缝应互相平行。同时，不能损伤预备牙与邻牙。

（9）修整代型颈缘时，操作者要全神贯注，建议在放大镜下进行，控制打磨机速度，不可损伤预备牙，尤其是肩台边缘线。

（10）为保证修复体的边缘密合性，颈缘线𬌗方 1mm 以内不涂布间隙剂。

测试题

一、单选题

1. 不是根据口腔模型的用途将其分类的选项为（　　）

A. 工作模型

B. 对颌模型

C. 研究模型

D. 树脂模型

正确答案：D

答案解析： 记忆题。

2. 间隙剂理想厚度为（　　）

A. 10~15 μm

B. 20~30 μm

C. 30~40 μm

D. 40~50 μm

正确答案：B

答案解析： 记忆题。过厚会使修复体密合度不好，过薄会导致修复体无法戴入或咬合升高。

3. 工作模型最薄处厚度应为（　　）

A.10mm 以上

B.3~5mm

C.4~6mm

D.15mm 以上

正确答案：A

答案解析： 记忆题。

二、名词解释

工作模型　用于制作修复体的模型称为工作模型。

三、简答题

1. 涂布间隙剂的目的有哪些?

答：目的是补偿铸造合金的冷却收缩，保证修复体能顺利就位，同时给粘固剂预留一定的间隙，使修复体粘固后不至于升高咬合。涂布的厚度应为 $20\sim30\mu m$，不可过厚。

2. 简述可卸代型的制作流程。

答：（1）工作模型打孔加钉技术。修整模型→工作模型打孔→粘固固位钉及固定装置→加模型底座→代型切割→代型分离→代型修整→涂布间隙剂。

（2）Di-Lok 技术。修整模型→加模型底座→代型切割→代型分离→代型修整→涂布间隙剂。

3. 制作可卸代型的注意事项有哪些?

答：制作时，为防止代型转动，尽可能采用双钉法。模型干燥后沿牙体长轴方向锯开代型，保证锯缝尽可能窄且直，各个锯缝应互相平行；同时不能损伤预备牙与邻牙。修整代型颈缘时，操作者要全神贯注，控制打磨机速度，不可损伤预备牙。建议在放大镜下进行操作。若出现失误会导致代型缺陷，将直接影响修复体的质量。为保证修复体的边缘密合性，颈缘线拾方 1mm 以内不涂布间隙剂。

（刘艺萍　张　晨）

实训二

熔模技术

记忆链接

1. **熔模** 使用蜡或树脂等可熔性物质制作的铸件雏形，用蜡制作的也称蜡型，用树脂制作的称为树脂熔模，统称熔模。熔模质量的好坏直接影响铸件的精密程度和质量。

2. **制作熔模的方法** 直接法、间接法、间接直接法。

技术操作

熔模技术是铸造修复体制作过程中重要的一个环节，制作熔模是为了获得铸造修复体的雏形，再将这个雏形进行包埋，去除熔模材料，获得铸模腔，最终将熔融的修复体材料注入铸模腔以获得修复体的铸件。

一、目的
（1）熟悉常用的熔模材料。
（2）知道熔模制作的基本方法。
（3）熟悉熔模铸道的放置原则和要求。

二、操作规程

实训器材

1.熔模材料 常用的熔模材料有铸造蜡、自凝树脂和光固化树脂。
（1）铸造蜡。用于制作固定修复体熔模的蜡包括嵌体蜡、冠桥用蜡和蜡线条。
（2）嵌体蜡。主要用于制作嵌体的熔模。在适当的温度时，应具有良好的可塑性，可压入窝洞进入微细的点线角内，在温度降低时又可变硬，能够被雕刻，从代型上取下时不致变形（图2-1）。

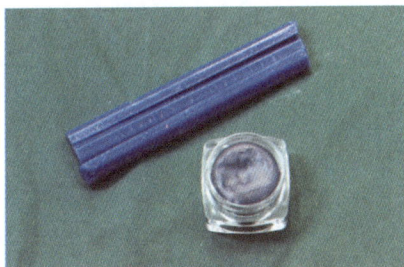

图2-1 嵌体蜡

（3）冠桥用蜡。包括用于冠桥修复体熔模制作的各种铸造蜡和用于研磨加工的特殊用蜡。根据不同的用途和用法又分为颈部蜡、牙冠蜡、桥体蜡、研磨蜡和浸渍蜡。

1）颈部蜡。特点是具有良好的可塑性且无应力，柔韧性好，体积稳定。用于修复体颈缘部分熔模的制作，不易断裂和脱落，能够确保颈缘的精确性（图2-2）。

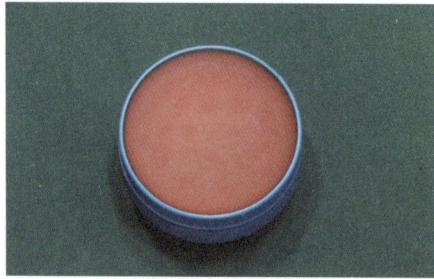

图2-2　颈部蜡

2）牙冠蜡。可分为内冠蜡和外冠蜡。内冠蜡质软，流动性好，富有弹性；外冠蜡质硬，堆筑后可快速硬化，具有良好的雕刻性能，适宜牙冠塑型。

3）桥体蜡。作为成品的桥体蜡熔模，有各个牙位、各种形状、各种规格的熔模备选。

4）研磨蜡。又称铣削蜡，为中硬型蜡，专为用铣具和刮具进行机械加工而制。在平行研磨仪上加工时产生的蜡屑少，不易粘着器械。主要用于附着体及套筒冠熔模的研磨加工。

5）浸渍蜡。是适用于使用电热浸蜡仪器（熔蜡器），通过浸蜡法制作牙冠熔模的专用蜡。硬度高，弹性大，成形性好，在90℃的条件下，蜡浸渍层的厚度在0.3~0.5mm，这一厚度可重复再现，可以帮助快速完成冠熔模基底的制作。产品为不同颜色的蜡颗粒，便于添加到熔蜡池中（图2-3）。

6）蜡线条。主要用于制作熔模的铸道，也可用来安插排气导线或形成固位钉、夹持柄等。有不同规格供选择，可根据熔模的大小选用合适的规格（图2-4）。

（4）自凝树脂。即室温化学固化型聚甲基丙烯酸甲酯树脂。有一定的硬度和耐热性，较易抛光，具有良好的操作成形性，便于修补。

（5）光固化树脂。是含有光敏物质的树脂，使用前呈面团状，可塑型，使用

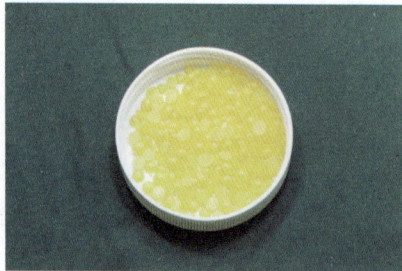

图2-3　浸渍蜡

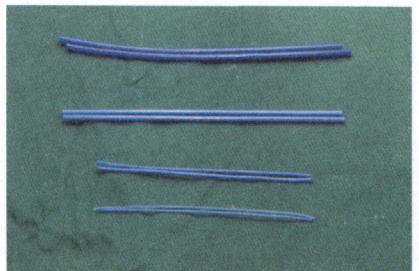

图2-4　蜡线条

実训器材

时在工作模型上或口内塑型后，以可见蓝光照射由光敏物质引发聚合反应而凝固。制作工艺较简单，有充分的操作时间，使用方便。

2. 制作熔模的工具

（1）酒精灯、喷灯、煤气灯或电热浸蜡仪器（熔蜡器）（图2-5）。

（2）各种雕刻器械。根据用途分为滴蜡器、雕刻器和抛光器。

（3）电蜡刀。目前常用的有一类电热熔模器械，俗称电蜡刀，可以准确地控制蜡的温度，便于操作，又可避免火焰加热温度过高导致蜡炭化（图2-6）

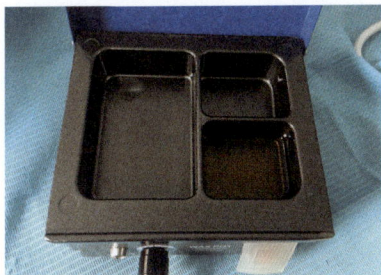
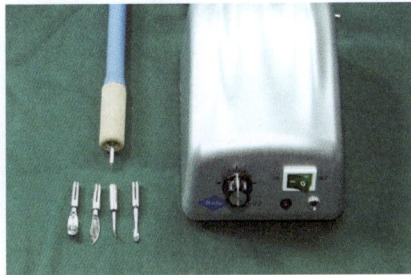

图2-5　熔蜡器　　　　　　　图2-6　电蜡刀

实训器材

1. 检查修整代型　首先检查代型表面是否有气泡、小瘤或倒凹等；其次检查代型肩台的边缘是否清晰、完整、有无菲边和悬突。小的石膏瘤可以去除，非边缘部位的小气泡可以填补，如果代型边缘处有缺陷，则必须重新制取模型。

2. 涂布分离剂　在石膏代型表面涂一层分离剂，便于熔模与石膏代型分离。分离剂涂布要求均匀、尽量薄，注意吸除多余的分离剂。同时在邻牙和对颌牙的表面也要涂一层分离剂，以免熔模与其表面粘连

模型准备

熔模制作的基本方法包括直接法、间接法、间接直接法。

1. 直接法　是在患者口内预备后的患牙上直接制作熔模的方法。优点是准确，省去了取印模、灌注工作模型、制作可卸式模型等操作步骤，避免了因这些操作所带来的误差对铸件精度的影响。缺点是在患者口内操作，令就诊时间延长，会造成患者不适，技术难度较大。适用于简单的嵌体及前牙桩核熔模的制作，由修复医师在临床直接完成。

2. 间接法　是将预备后的患牙及咬合关系、邻接关系，通过取印模和灌注模型转移至口外，在模型或代型上制作熔模。优点是操作方便，不受时间及空间限制；缩短了椅旁时间，减少了患者的不适感；技术操作难度相对降低；便于建立正确的邻接关系；便于边缘修整；即使铸造失败，可重复制作，也不需患者再次就诊。铸件完成后，还可以在可卸式模型上试戴、调整、磨光。缺点是增加了取印模、制备工作模型等中间环节，可能会因为材料及技术操作引起的误差，使熔模的精度受到影响。但随着印模及模型材料性能的提高，只要操作者能正确操作，间接法完全能够制作出高质量的熔模。间接法制作熔模一般在技

熔模制作

熔模制作

工室完成，适用于各类固定修复体熔模的制作，是目前最常用的方法。

3.间接直接法 是间接法和直接法结合的制作方法。即先在模型或代型上制作熔模，然后在患者口内试戴，检查熔模与口内预备牙的密合程度、边缘完整性、咬合关系及邻接关系。出现不足之处在口内加以修改，使之完全合适后再包埋、铸造。一般间接直接法多采用树脂类材料制作，因其强度大，在口内试戴时不会发生破裂和变形，便于取戴。

技工室最基本的熔模制作方法为间接法。常用的具体方法包括：浸蜡法、滴蜡法和回切法等。

间接法制作熔模的基本步骤为：①制作熔模；②检查熔模完整性；③修整熔模；④熔模复位，检查边缘密合性、邻接关系和咬合关系；⑤表面修饰，光滑熔模；⑥安插铸道。

不同的固定修复体熔模制作的方法和具体步骤不尽相同，将在修复体制作工艺流程中详细介绍，此处不再赘述

熔模铸道的形成

铸道既是熔模材料的流出道，又是铸造材料的流入道。铸道的设置应有利于铸造时熔融的液态材料流入到铸模腔的各个部分。

1.铸道设置的原则 以铸造金属修复体为例介绍铸道设置的原则。

（1）对铸模腔产生适当的压力，增强液态金属的充盈能力。

（2）无导致铸件产生变形的因素，且能补偿金属凝固收缩时所需的金属量，保证铸件轮廓清晰、表面光洁、无缺陷。

（3）不会使液态金属产生涡流、紊流及倒流现象。

（4）不破坏熔模的整体形态及精度，便于切割、打磨。

（5）有利于熔模材料的流出、燃烧和挥发。

（6）应使熔模避开热中心，而使储金球位于热中心，使熔模位于离心力的最佳夹角内。

（7）铸道宜少不宜多，宜粗不宜细。

2.熔模铸道的要求

（1）铸道的位置、方向。铸道原则上应放置在熔模最厚、最大的光滑部位，不破坏咬合、邻接关系，不使熔模的组织面形成死角，有利于金属的流入及补偿收缩。

（2）铸道的截面形态、直径。铸道的截面形态应为圆形，因为圆形截面的铸道表面积小，保温性能好，有利于液态金属顺畅流入铸模腔；铸道的直径与熔模的大小、体积有关，小铸件铸道可细些，大铸件铸道应粗大些。铸道的直径应大于熔模最厚处的厚度。

（3）铸道的长度。铸道的长度一般根据熔模在铸圈内的位置确定，原则上使熔模位于铸圈的上 2/5，避开热中心。不宜过长，应保证在铸造时液态金属能以最快的速度流入铸模腔内。

熔模铸道的形成	（4）铸道的安插角度。铸道与熔模连接应呈一圆钝的角度，以形成平滑的流入口，便于液态金属流入铸模腔的各个方向。切忌铸道与熔模轴面形成小角度，使金属液体产生回流，造成铸模腔被金属液体冲压破坏，或因离心力不足导致铸造失败。 （5）铸道的形式。铸道的形式有单铸道式、双铸道式、扇形和栅栏式等。大铸件的铸道以栅栏式为好，因为这种形式在合金凝固后收缩变形小。 对体积较大或结构复杂的熔模，为了增加包埋材料的透气性，避免铸件收缩，提高铸造的成功率，必要时可在熔模近铸道处设置逸气道或盲管等辅助设施。逸气道可在安插铸道时制作，盲管则在铸圈套住熔模后根据熔模内径的大小，选择直径合适的蜡线，将一端粘固在铸圈内壁上，另一端游离于熔模附近，不能与熔模接触，且要有适当的空隙

三、注意事项

（1）用于制作熔模的蜡应该按要求使用嵌体蜡或铸造专用蜡。

（2）所使用的蜡不能污染，尽可能不与其他蜡混合使用。

（3）熔蜡温度不宜过高，以恰好熔融为准；修改熔模蜡型时，将雕刻器适当加温，以免熔模蜡型产生内应力导致熔模蜡型变形。

（4）蜡熔模应与预备牙代型完全密合，没有空隙，没有缺陷。

（5）熔模应有一定厚度并且要均匀，可用量蜡卡尺测量熔模厚度，避免局部过薄、边缘过短或出现菲边，以免冷却后收缩不一致，导致熔模变形或铸造不全。

（6）熔模取下检查是否完整无缺陷后，必须重新复位于代型上，并将代型就位于牙列模型上，再次检查咬合、边缘、邻面接触关系等是否制作完好。

相关拓展

（1）随着美学修复的开展，牙冠蜡也出现了牙本质蜡、切端蜡、透明蜡以及个性染色蜡等新种类，而且还有依据 VITA 比色板制作的各种接近天然牙颜色的蜡，称为美学蜡。可用于修复前制作诊断蜡形，便于医师与患者交流，使患者了解修复后的状态，达到更好的美学修复效果。

（2）熔模形成铸型后，除了金属铸造外，还有铸瓷的方式。铸瓷修复体的铸道与金属修复体的铸道有所不同，因熔融的铸瓷材料流动性相比熔融的金属要差，所以铸瓷一般以压力铸造为主。其铸道的设置要有利于铸瓷材料在压力下顺利流入铸模腔。宜粗短，直径 2.5~3mm，长 3~8mm。安插在熔模最厚的部位，安插方向与铸瓷材料流入方向一致。铸道和包埋铸圈底座的角度在 45°~60°，熔模和铸道总的长度不超过 16mm。

测试题

一、单选题

1. 制作固定修复体的熔模最常采用的方法为（　　）

A. 直接法

B. 间接法

C. 间接直接法

D. 以上都是

E. 以上都不是

正确答案：B

答案解析：记忆题。

2. 铸道的长度一般根据熔模在铸圈内的位置确定，原则上使熔模位于铸圈的（　　）

A. 上 1/5

B. 上 2/5

C. 上 3/5

D. 下 1/5

E. 下 2/5

正确答案：B

答案解析：可以使铸件在自然冷却过程中早于铸道和储金球冷却凝固，不至于冷却过慢因铸造收缩导致缩孔或铸造不全。

二、名词解释

熔模　熔模是用蜡或树脂等可熔性物质制作的铸件雏形，用蜡制作的也称蜡型，用树脂制作的称为树脂熔模，统称熔模。熔模质量的好坏直接影响铸件的精密程度和质量。

三、简答题

1. 用蜡制作修复体熔模需要注意什么？

答：（1）用于制作熔模的蜡应该按要求使用嵌体蜡或铸造专用蜡。

（2）所使用的蜡不能污染，尽量不与其他蜡混合使用。

（3）熔蜡温度不宜过高，以恰好熔融为准；修改熔模蜡型时，将雕刻器适当加温，以免熔模蜡型产生内应力导致熔模蜡型变形。

（4）蜡熔模应与预备牙代型完全密合，没有空隙，没有缺陷。

（5）熔模应有一定厚度并且要均匀，避免局部过薄或出现菲边，以免冷却后收缩不一致，导致熔模变形或铸造不全。

（6）熔模取下检查是否完整无缺陷后，必须重新复位于代型上，并将代型就位于牙列模型上，再次检查咬合、边缘、邻面接触关系等是否制作完好。

2. 熔模制作的基本方法有哪些？

答：熔模制作的基本方法有直接法、间接法、间接直接法。

（蒋　菁）

实训三

包埋与铸造技术

第一部分　包埋技术

扫描二维码，观看操作视频

记忆链接

1. 包埋的定义　用特定的包埋材料包裹在熔模表面，并形成铸模的过程。

2. 包埋的制作流程　包埋前的准备→调拌包埋材料→灌注铸型。

技术操作

一、目的

（1）学会使用包埋材料。

（2）学会熔模包埋的方法。

二、操作规程

实训器材	天平、量筒、蜡型表面张力去除剂、石棉纸、毛笔、包埋材料、真空搅拌机、振荡器、铸圈等
包埋前的准备	1. 选择适合的包埋材料　不同的铸造合金有不同的铸造收缩率，因此，一定要选用合适的包埋材料与之相适应。中熔合金多采用石膏系包埋材料，高熔合金多采用磷酸盐系或硅酸盐系包埋材料，钛及钛合金则采用专用的铸钛包埋材料。

包埋前的准备

2. 选择适合的铸圈　铸圈多为不锈钢制成，是在铸型外围使包埋材料成形的工具，为上下等粗的圆柱形、半圆形或椭圆形的金属圈，有大、中、小 3 种不同型号；也有不同规格的树脂或橡胶铸圈，用于无圈铸型的包埋。

3. 清洗熔模　用蜡型表面张力去除剂对熔模进行喷雾，干燥后即可进行包埋，可达到脱脂和清洗的目的，使熔模的表面张力降低，有利于包埋材料对熔模的润湿，易于包埋材料的涂挂包埋，避免铸型腔表面粗糙；也可用无水酒精或肥皂水清洗熔模，注意清洗过程中应避免熔模变形或损坏

方法步骤

（1）在金属铸圈的内壁衬石棉纸，要求衬垫石棉纸时在铸圈的上下端形成 3~5mm 的空留区，使包埋材料与金属铸圈内壁直接接触，防止铸型脱出。

（2）固定熔模于铸圈底座上，熔模的位置要避开热中心，多个熔模之间要有一定的间隙。固定应牢固，铸道与底座之间的衔接处也应该圆钝无锐角。熔模距铸圈内壁要有 3~5mm 间隙（图 3-1），距铸圈顶要有 8~10mm 间隙，使包埋材料盖过熔模达到 8~10mm 厚度（图 3-2）。

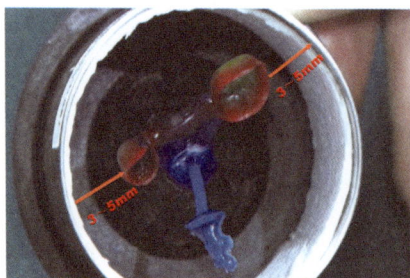

图 3-1　熔模距内壁 3~5mm　　　图 3-2　熔模距铸圈顶 8~10mm

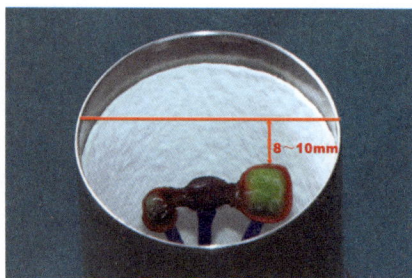

（3）在熔模表面喷蜡型表面张力去除剂，吹干。

（4）调拌包埋材料，应按照材料使用说明要求的粉液比例，用量筒准确量取所需的包埋液并注入真空搅拌罐中，然后再加入用天平准确称量的包埋粉，手工调拌 15 秒至所有包埋粉完全被包埋液润湿，盖好密封盖，置于真空搅拌机上调拌 60 秒，停机并打开放气阀，取下真空搅拌罐，准备包埋。

（5）用毛笔蘸取少量包埋材料糊剂，轻轻涂布在熔模及铸道的表面，涂布时由点到面，特别注意熔模的点、线角处及组织面不能形成气泡。逐层均匀涂布，直至熔模被包埋材料完全覆盖并形成 1~2mm 厚度；铸道及储金球也覆盖一薄层包埋材料。将准备好的铸圈插入到成形座上，将包埋材料糊剂从铸圈顶端顺一侧内壁注入铸圈，边注入边振荡，以排出气泡，直至盖过熔模有 8~10mm 厚度。整个包埋过程要在 2~3 分钟内完成。待包埋材料凝固后取下成形座

三、注意事项

（1）根据金属种类选择包埋材料，并要严格按照调和比例说明准确量取。

（2）选择铸圈时应注意熔模距离铸圈内壁 3~5mm，距离顶端 8~10mm。

（3）在熔模及铸道表面涂布包埋材料糊剂时，特别注意熔模的点、线、角处及组织面不能形成气泡，直至被包埋材料完全覆盖并形成 1~2mm 厚度。

相关拓展

（1）无圈铸造技术不需要金属铸圈，一次性包埋，无须形成空留区，常使用的铸型成形器包括硅橡胶铸圈、软塑料铸圈、有机玻璃铸圈和硬纸板铸圈等。包埋材料凝固后去除铸圈，烘烤、焙烧时铸型可获得最大的膨胀，有利于补偿金属的铸造收缩。

（2）铸造陶瓷包埋材料用于全瓷铸造的包埋，为磷酸盐系包埋材料，弯曲强度可达 350MPa 左右，铸造温度为 920℃，总膨胀率与铸造收缩精确匹配，透气性好，铸件精确度高，表面光洁。

测试题

一、单选题

1. 金属铸圈在内壁衬石棉纸，要求衬垫石棉纸时在铸圈的上下端形成（　　）的空留区，使包埋材料与金属铸圈内壁直接接触，防止铸型脱出。

A. 3~5mm

B. 5~8mm

C. 1mm

D. 2mm

正确答案： A

答案解析： 记忆题

2. 熔模距离铸圈内侧壁（　　），距离铸圈上缘（　　）

A. 1~2mm，3~5mm

B. 3~5mm，8~10mm

C. 8~10mm，3~5mm

D. 3~5mm，3~5mm

正确答案： B

答案解析： 记忆题。

3. 将调好的包埋材料置于真空搅拌机完成搅拌的时间为（　　）

A. 60 秒

B. 30 秒

C. 80 秒

D. 40 秒

正确答案： A

答案解析： 记忆题。

二、名词解释

包埋　包埋是指利用与铸造材料相匹配的包埋材料将熔模完全包裹起来的过程。

三、简答题

包埋的注意事项有哪些？

答：（1）包埋材料的调和比例要严格按照说明准确量取。

（2）选择铸圈时应注意熔模距离铸圈内壁 3~5mm，距离顶端 8~10mm。

（3）在熔模及铸道表面涂布包埋材料糊剂时，特别注意熔模的点、线、角处及组织面不能形成气泡，直至被包埋材料完全覆盖并形成 1~2mm 厚度。

（孟　雅）

第二部分　铸造技术

扫描二维码，观看操作视频

记忆链接

1.**铸型的制作**　指利用包埋材料对熔模进行包埋，再经过烘烤去除熔模材料，焙烧到一定的温度，形成可供铸造的铸型腔的过程。

2.**铸造的定义**　指加热熔化合金并通过一定的力量将熔融的液态铸造材料注入铸型腔内，冷却凝固后形成所需铸件的过程。

3.**铸造的制作流程**　烘烤、焙烧→铸造→冷却→开圈、清理。

技术操作

一、目的

（1）学会铸型的烘烤、焙烧。

（2）学会正确使用离心铸造机。

（3）学会喷砂、清理铸件。

二、操作规程

离心铸造机、电烤箱、长柄钳、坩埚、铸造合金等

1. 烘烤、焙烧前的准备　包埋材料凝固后,将铸圈底座从铸型上取下,并将金属铸圈外壁清洁干净,去除铸道口的包埋材料碎屑和菲边。

2. 烘烤及焙烧　将铸型铸道口朝下放置到电烤箱中,按照包埋材料的说明进行烘烤、焙烧。使用之前认真阅读使用说明书,严格按照使用说明进行操作,铸型的烘烤应逐渐升温。

（1）铸型在烤箱的位置。铸型应尽量靠电烤箱的内侧放置。如一次烘烤和焙烧的铸型较多,应将直径较粗的铸型放在最内侧,直径较细的放在外侧。铸造时先铸造最内侧的铸型,并将置于烤箱门附近的铸型移到内侧多焙烧一段时间。铸型与铸型之间应留有空隙,以利于热空气的流动。铸型在烘烤时,应使铸道口向下;焙烧时铸道口应向上。

（2）铸型焙烧的温度与时间要求。根据所使用的包埋材料的说明书要求进行烘烤及焙烧,达到规定温度后仍需维持 20~30 分钟方可进行铸造。

3. 铸造

（1）铸造前,铸造机预热 5~10 分钟。

（2）将合金放入坩埚内,并一起放入电烤箱中预热。要求合金块之间无间隙,接触紧密,使用块状合金时采取叠放法;使用柱状合金或合金需要量大时,最好采取垂直摆放,使所有的合金紧密接触,利于快速熔金。

（3）将焙烧好的铸型放入离心铸造机铸型支架内,松开固定螺丝,调节铸造机水平杆使之平衡,再拧紧固定螺丝。

（4）将铸造机的指针对准刻度线（或将两侧电极对准）,根据合金种类选择熔金档位,按熔金按钮,开始熔融合金。

（5）根据合金种类选择合适的铸造时机,启动铸造按钮,开始铸造,5~10 秒后停止（图 3-3）。

（6）取出铸型。将铸型小心取出避免磕碰,轻放于专用冷却架上,防止烫伤,

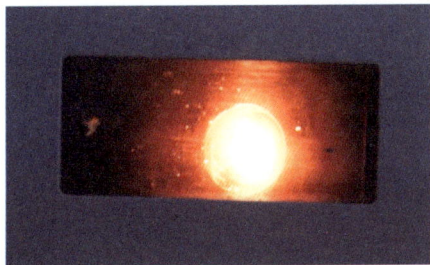

图 3-3　金属熔融

方法步骤	让其自然冷却。 （7）关闭铸造机。铸造完成后，待铸造机冷却后关机。 （8）铸件的清理。中熔合金铸件用 80~100 目的氧化铝砂以 0.2~0.4MPa（2~4bar）的压力进行喷砂，高熔合金用 80~100 目的氧化铝砂以 0.4~0.6MPa（4~6bar）的压力进行喷砂，去除铸件表面黏附的包埋材料和金属氧化膜。在喷砂过程中，应不断转动铸件，使每个部位都冲刷均匀，但应防止冲刷过多而导致变形

三、注意事项

（1）烘烤、焙烧的温度和方法均应按照包埋材料的要求进行。

（2）铸造前要调整铸造机水平杆平衡，并拧紧固定螺丝。

（3）熔金时，铸造机的指针一定要对准刻度线或对准两侧电极。

（4）准确掌握铸造时机。

（5）铸造结束后一定要轻取轻放铸型，避免磕碰和撞击。

（6）根据铸造合金的种类选择不同的冷却方式。

（7）烘烤、焙烧时防止杂物进入铸型腔，影响铸型质量。

相关拓展

不同金属的铸造时机有所不同。

（1）金合金熔化时，当最后一块合金熔化沉入液态金属中即为最佳铸造时机。

（2）钴铬合金熔化成球团状后，表层覆盖着一层浅灰色的氧化膜，当此膜中央出现小亮点时为最佳铸造时机。

（3）镍铬合金熔化开始后，合金表面有明显的暗影，并逐渐消退，随着暗影面积越来越小，合金边缘逐渐变得圆钝。合金表面暗影完全消失时为最佳铸造时机。

（4）含钛合金同镍铬合金相似，待暗影消失的瞬间为最佳铸造时机。

（5）铜基合金熔化时先分散呈块状，逐渐熔成球状，表面有膜，呈不太光亮的橘红色，无块状物时为最佳铸造时机。

测试题

一、单选题

1. 铸型烘烤时正确的放置方式是（　　）

A. 铸道口朝向上方

B. 铸道口朝向下方

C. 铸型之间应紧密接触

D. 随便放

正确答案：B

答案解析：记忆题。

2. 将铸造完成的高熔合金铸型小心从铸造机取出，（　　）冷却。

A. 置于冷水中

B. 自然

C. 冷水浇注

D. 吹冷风

正确答案：B

答案解析：记忆题。

二、名词解释

铸造　铸造是指加热熔化合金并通过一定的力量将熔融的液态铸造材料注入铸型腔内，冷却凝固后形成所需铸件的过程。

三、简答题

铸造过程中的注意事项有哪些？

答：（1）烘烤焙烧温度、方法均应按照包埋材料的要求进行。

（2）铸造前要使铸造机水平杆平衡，并拧紧固定螺丝。

（3）熔金时，铸造机的指针一定要对准刻度线，对准电极。

（4）准确掌握铸造时机。

（5）铸造结束后一定要轻取轻放铸圈，避免磕碰和撞击。

（6）根据铸造合金的种类选择不同的冷却方式。

（7）烘烤、焙烧时防止杂物进入铸型腔，影响铸型质量。

（孟　雅）

实训四

打磨抛光技术

扫描二维码，观看操作视频

记忆链接

1.打磨抛光的原则 各类口腔修复体的打磨、抛光都必须遵循由粗到细,先平后光的原则。

2.打磨抛光的意义 表面粗糙、边缘锐利的修复体会直接刺激口腔组织,导致口腔软组织的炎症及损伤口腔黏膜等,严重者甚至诱发癌变;粗糙的修复体表面容易沉积食物残渣,影响口腔卫生。

经过打磨、抛光精细加工后的修复体,表面平滑光亮,戴入患者口内后能改善舌感,有利于口腔器官的健康及正常功能活动;可以减少对口腔组织的损伤,避免口腔黏膜炎症的发生;减轻患者的异物感,缩短患者对修复体的适应期;有利于口腔卫生维护;能提高修复体的耐腐蚀性和色泽的稳定性,减缓树脂材料的老化;还能大大提高修复体的美观效果,增进患者对修复体的接受程度。

技术操作

一、目的

(1)掌握打磨抛光的原则和意义。

(2)学会固定修复体打磨抛光的方法。

二、操作规程

实训器材

(1)打磨抛光器械。喷砂机、金属切割打磨机、技工打磨机、超声波清洗机、蒸汽清洗机等。

(2)打磨抛光工具。砂片、金刚砂磨头、碳化硅磨头、氧化铝磨头、橡皮轮、布轮、绒轮、毛刷轮等。

(3)打磨抛光材料。氧化铬(抛光绿)、氧化铁(红铁粉)、石英砂、浮石粉、氧化铝砂、玻璃珠等。

(4)其他用品。咬合纸、金属测量卡尺、需要打磨的金属修复体、陶瓷修复体、烤塑修复体等

1. 高熔合金修复体的打磨（图4-1，4-2） 高熔合金铸造冠、烤瓷熔附金属基底冠的打磨工具有砂片、球形钨钢磨头、金刚砂磨头等；高熔合金铸造冠抛光工具有橡皮轮、布轮、绒轮、毛刷轮等。

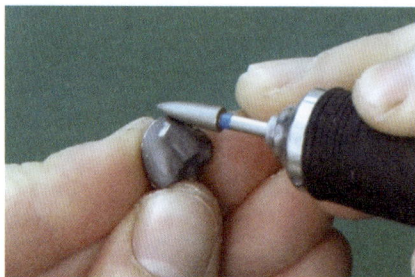

图4-1 高熔合金铸造冠的打磨

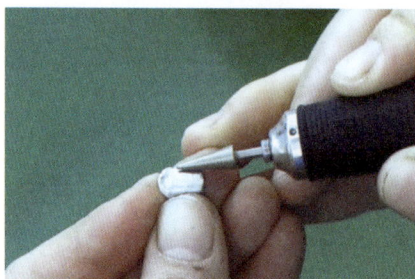

图4-2 高熔合金基底冠的打磨

（1）喷砂。高熔合金修复体铸造完成冷却后，用小锤、木榔头等工具轻轻敲击铸型，使铸件从包埋材料中分离出来；再夹住铸道口处的金属座反复振荡铸件，使内层包埋材料大部分脱落；然后对铸件进行喷砂处理。

1）喷砂操作步骤。①接通气源，将空气压缩机的气管与喷砂抛光机管路接通。②接通电源，箱内照明灯亮。③将粒度为80~100目的氧化铝砂装入喷砂机的工作仓用以喷砂金属铸件。④调整喷砂压力为0.4~0.6MPa（4~6bar）。⑤放入铸件，选用自动喷砂机时，将铸件放入转篮，关好密封机盖；使用手动笔式喷砂机时，将铸件放入喷砂机的工作仓，关闭密封机盖，启动工作开关，喷嘴距离铸件约10mm，并与铸件表面成约45°，边转动边喷砂从不同角度冲刷铸件表面，使铸件每个部位都能均匀冲刷。

2）注意事项。①氧化铝砂应保持干燥、清洁，以防堵住吸管或喷嘴。②喷嘴由于长期使用会磨损扩大，影响喷砂效果，降低喷砂效率，应注意及时更换喷嘴。③铸件与喷嘴距离约10mm，并与铸件表面成约45°。④喷砂过程中边转动边喷砂，避免局部喷砂过度导致铸件变形。

（2）粗磨。使用磨具，一般选用金刚砂磨头在一定的压力、速度条件下，对铸件表面各部位进行不同方向、不同角度的研磨，使铸件厚薄适宜、边缘圆钝、外形美观，并符合设计要求。

金属修复体的打磨抛光

金属修复体的打磨抛光

1）切割铸道。用直径 30mm、厚 0.5mm 的切割砂片切割铸道，切割时不可损伤铸件。

2）试戴和粗磨铸件。

● 试戴。仔细检查铸件组织面有无金属小瘤。位于平面上的小瘤用直径 2mm 的球形钨钢磨头去除；位于点、线角上的小瘤用直径 1mm 的钨钢磨头或者尖细的金刚砂磨头去除。在代型上试戴，要求铸件与代型边缘完全密合、稳定不翘动。若试戴有阻力，切不可强行戴入，用高点指示剂仔细查找障碍点，进行局部、少量调磨，如果戴入困难，考虑可能是熔模变形或包埋材料的膨胀与金属的收缩比不合适，需要重新制作熔模或调整包埋材料的水粉比例。

● 邻接区调磨。先将一侧的邻牙代型取下，在另一侧邻牙代型与基牙邻接面放一薄层咬合纸（建议使用 20μm 厚的咬合纸），再将金属修复体轻轻戴入，若不能顺利就位，则用轮状或柱状磨头调磨邻面着色的障碍点，直至金属修复体完全就位，使预备牙和邻牙代型均不发生移位，且能够将薄层咬合纸稍有阻力地拉出。调磨完成的邻面接触区应与邻牙接触区形状相协调。用同样的方法调磨另一邻面。

● 调整边缘。金属修复体边缘长度应与预备牙代型边缘标记线一致。在放大镜下用橡皮轮，低速轻压、反转调整金属修复体边缘菲边，边缘菲边会自然向外卷出，将金属修复体边缘形态调磨至光滑平整。

● 咬合调整。将金属修复体戴入牙列模型中，用咬合纸检查正中咬合时有无咬合高点，有则用金刚砂磨头调磨，直至正中咬合时无高点，功能牙尖呈三点或多点接触，侧向运动时无明显𬌗干扰。再用柱状或轮状磨头将表面氧化层磨除并将表面磨平。

此时修复体外形与邻牙、牙列和对颌牙整体协调、线条流畅，边缘光滑平整，在模型上达到完全就位。

（3）细磨。金属修复体的外形粗磨调磨完成后，各部位形态、厚度符合要求，即可进行细磨。用细粒度的碳化硅磨头或氧化铝磨头（磨料粒度 120~200 目）将铸件表面磨平。

（4）金属表面的磨光处理。金属固定修复体多采用机械抛光的方法。①用各种形态的橡皮轮磨光，消除金属表面划痕，使铸件更加平滑。②再用毡轮或绒轮蘸抛光膏抛光，𬌗面窝沟处可用小毛刷蘸抛光膏抛光，使铸件表面出现均匀的光泽，光亮如镜。③抛光后的铸件用高压蒸汽清洗或酒精棉球擦拭，去除表面黏附的抛光膏。

2. 中熔合金的打磨抛光　中熔合金的打磨抛光比高熔合金的打磨要容易。打磨过程中应选用中等转速，磨具多为中等硬度的金属磨头或砂石磨头。打磨抛光的要求及步骤与高熔合金打磨抛光的要求及步骤基本一致，所使用的的抛光膏为氧化铁（红铁粉）；中熔合金材料可以制作铸造冠、桩核等修复体

陶瓷修复体的打磨抛光工具有砂片、金刚砂磨头、碳化硅磨头、氧化铝磨头等。陶瓷修复体的打磨见图4-3。

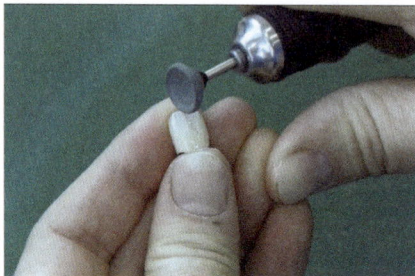

图4-3　陶瓷修复体的打磨

1.清理铸件　铸瓷修复体在打磨前需要去除包埋材料和反应层。

（1）去除包埋材料。铸圈自然冷却达到室温，在铸圈上标出氧化铝推杆的长度，切割铸圈使推杆和包埋材料分离。

（2）表面喷砂。喷砂去除铸件周围的包埋材料，尽量使用玻璃珠，以4bar的压力进行粗喷砂、2bar的压力进行细喷砂。注意喷砂的压力、角度和距离，防止边缘破损。推杆上的残留物使用氧化铝喷砂处理。

（3）酸蚀清洗。细喷砂后，将铸件放入专用酸蚀液中，酸蚀清除铸件表面的残留反应层，使用超声波振荡机清洗10~30分钟，铸件表面完全清洁后，用清水清洗、吹干。也可使用100~120目的氧化铝砂在0.1~0.2MPa（1~2bar）的压力下喷砂清洗。如果反应层未清洗彻底，会导致涂层瓷粉不能与铸瓷材料结合。

（4）切割铸道。用金刚砂片在水冷的状态下切割铸道，注意切割时不可损伤铸件。

2.试戴、调整

（1）试戴就位。检查陶瓷修复体组织面是否有小气泡与小瘤，边缘是否有过长的瓷，若有可用小的金刚砂车针进行清理磨除，使修复体在预备牙石膏代型上顺利就位并与预备牙边缘高度密合。

（2）邻面调整。先将一侧的邻牙代型取下，在另一侧邻牙代型与预备牙石膏代型之间放一薄层咬合纸（建议使用20μm厚的咬合纸），再将陶瓷修复体轻轻戴入预备牙代型，若不能顺利就位，则用磨头调磨邻面着色的障碍点，直至修复体完全就位，预备牙和邻牙代型均不发生移位，且能够将咬合纸有阻力地拉出。调磨完成的邻面接触区应与邻牙接触区形状相协调。用同样的方法调磨另一邻面。

（3）咬合调整。将修复体戴入牙列模型中，用咬合纸检查正中咬合时有无咬合高点，有则用金刚砂磨头调磨，直至正中咬合时无高点，功能牙尖呈三点或

陶瓷修复体的打磨抛光

陶瓷修复体的打磨抛光

多点接触，前伸及侧向运动时无明显𬌗干扰。最后用细砂石打磨，使之光滑、平整。

（4）形成表面结构。接触点和外形修整完成，在工作模型上复位以后，可以参照对颌牙、邻牙及牙齿本身的解剖形态及外形轮廓，用铅笔在修复体表面画出修复体的外形轮廓线进行修整。依据相邻天然牙的形态和表面质地，形成修复体表面的纹理结构及特殊形态。

3.细磨、抛光　用粗细两种粒度的碳化硅橡胶磨头，使牙冠表面形成光滑的抛光面，平整并消除磨痕，使瓷修复体的表面初具光泽，为最终上釉做好准备。注意操作过程中保留牙冠上的发育沟及唇面的生长线等纹理形态

烤塑修复体树脂部分的打磨抛光

烤塑修复体树脂部分的打磨抛光工具有：金刚砂磨头、碳化硅磨头、碳化硅橡胶磨头、小毛刷等。烤塑修复体的打磨见图4-4。

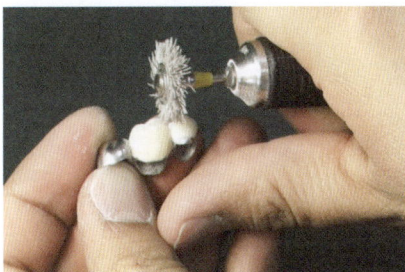

图4-4　烤塑修复体的打磨

烤塑修复体的抛光程序是，将试戴金属基底（参照金属打磨），完全就位后，金属烤塑部分只进行打磨，完全去除氧化层，并保证金塑固位形态；然后将非烤塑部分的金属牙冠外形部分打磨、抛光。

烤塑完成后，再对树脂部分进行打磨抛光，由于金属烤塑修复体的树脂部分含有大量的瓷填料，相比树脂而言有较强的耐磨性，对该类修复体形态的打磨抛光，应选用颗粒度较细的金刚砂类或碳化硅磨头，形态修整完成后，用精细的碳化硅橡胶磨头抛光再处理，最后用小毛刷蘸氧化铝抛光膏，对修复体的表面和细微结构进行抛光。注意整个过程中应避免过热，不能先抛光树脂再进行金属抛光，以免树脂被污染；抛光不彻底的金属烤塑修复体表面容易着色

三、注意事项

（1）打磨、抛光应该遵循由粗到细、由平到光的原则。

（2）打磨、抛光后义齿规定的标准数值不能发生改变。

（3）打磨、抛光过程中防止义齿损坏变形。

（4）打磨、抛光时用力得当，陶瓷修复体打磨时注意使用轻压力、低转速，防止急速产热导致瓷裂。

相关拓展

　　钛及钛合金的打磨抛光：钛及钛合金导热性能差，具有散热慢、易氧化的特点，使用常规方法打磨抛光，金属表面易出现研磨性硬化现象。因此，钛及钛合金修复体的打磨、抛光应注意以下几点。

　　（1）钛及钛合金铸件的喷砂处理只能采用氧化铝砂，最好是湿性喷砂，以降低其表面温度，防止再次生成反应污染层。

　　（2）粗研磨钛及钛合金时注意尽量选用产热少或不产热的砂石。

　　（3）打磨手法采用间歇性、顺时针方向、由点到面的磨改方法。

　　（4）机械抛光时，采用软布轮或黑毛刷，蘸以钛及钛合金专用抛光膏进行抛光。

测试题

一、单选题

1. 抛光完成的加强带表面应呈高度抛光的镜面，表面粗糙 Ra 值（   ）

A. ≤ 0.005μm

B. ≤ 0.010μm

C. ≤ 0.015μm

D. ≤ 0.020μm

E. ≤ 0.025μm

正确答案：E

答案解析：记忆题。

2. 氧化铬抛光膏也称（   ）

A. 绿膏

B. 红膏

C. 黄膏

D. 白膏

正确答案：A

答案解析：记忆题。

3. 镍铬合金全冠抛光所用抛光剂是（   ）

A. 氧化铁

B. 氧化铬

C. 硼砂

D. 浮石

E. 石膏

正确答案：B

答案解析：记忆题。

二、简答题

1.打磨抛光技术的注意事项有哪些?

答: (1)按照由粗到细、由平到光的程序。

(2)义齿规定的标准数值不发生改变。

(3)防止义齿损坏变形。

(4)用力得当。陶瓷修复体打磨时注意使用轻压力、低转速,防止急速产热导致瓷裂。

2.打磨抛光技术的基本操作程序是什么?

答:粗磨、修整外形;细磨、平整表面;抛光。

(武会敏)

实训五

后牙CAD/CAM氧化锆全解剖冠的制作

扫描二维码，观看操作视频

记忆链接

　　数字化制作技术　计算机辅助设计（CAD），是指利用计算机软件进行修复体的设计，通过调整设计参数及使用雕刻工具包在数字模型上完成修复体的数字蜡型的制作，与传统制作工艺相比，更为简便、精确，并能在电脑上查看和自检；计算机辅助制作（CAM），是指利用计算机来实现设备的控制与操作，对修复体进行制作成形；CAD 设计形成的修复体数据，通过软件编程，传输到 CAM 计算机控制的数控机床或快速打印成形设备，实现修复体的制作成形。

　　CAD/CAM 技术不再需要制作熔模、包埋、焙烧、铸造等工序，简化了制作工艺流程，避免在各工艺流程材料的使用中产生的各种尺寸误差，降低环境污染，并可以利用计算机的检测功能，使每个修复体都达到同一个制作标准，提高义齿制作精度，最大限度地降低了人为因素对修复体制作质量的影响，减轻技师的劳动强度，增加义齿材料的多样性。

技术操作

一、目的

　　（1）学会数字化模型的采集。

　　（2）学会创建数字化订单。

　　（3）学会修复体数字化设计。

　　（4）了解数字化加工流程。

　　下面以 26 牙为例，对 CAD/CAM 氧化锆全解剖冠的制作，分步骤进行介绍。

二、操作规程

实训设备与器材	1. 设备 装有相关软件的电脑、扫描仪、切削设备、氧化锆结晶炉、技工打磨机、水冷高速打磨机、喷砂机、蒸汽清洗机、烤瓷炉等。 2. 器材 扫描仓金属板、酒精灯、雕刻刀、蜡、氧化锆块、氧化锆烧结盘、放大镜、毛刷、预染色液、比色板、釉粉、釉液、外染色材料、染色毛笔、染色盘、氧化锆冠挟持夹、咬合纸、各种磨头等

检查工作模型和预备牙代型	1. 检查工作模型的咬合关系 剔除殆面的石膏瘤，保证工作模型整体咬合接触稳定。 2. 检查预备牙情况 石膏预备牙与对颌牙的氧化锆修复空间不低于 0.6mm，肩台宽度为 0.8~1mm，预备牙表面应无锐边锐角，肩台边缘清晰完整。 3. 检查可卸模型及可卸代型 可卸代型复位到模型底座上要求稳定。模型底座应平整，便于工作模型能稳定地固定在扫描仓金属板上

采集数字化模型	1. 启动设备 打开电脑、扫描仪电源开关，启动扫描软件。 2. 建立订单 点击主工具栏的新建按钮，生成一个订单编号。开始录入操作者信息、客户信息及患者信息。订单详细信息：选择 26 牙位，将鼠标放在备选牙位上，点击此牙位标记成红色圆圈，进入解剖选项，选择牙冠、再选择氧化锆材料、录入义齿设计单标注的颜色，录入完成后所需修复牙齿将随之改变颜色，点击"确定"订单将保存到数据库。 3. 扫描工作模型 首先点开已创建的订单，然后将工作模型稳定地固位在扫描仓金属板上，模型唇侧朝扫描仓内侧方向放入，要求金属板与扫描仓内的卡槽稳定嵌合。关闭仓门，开始扫描。首先对工作模型进行粗略扫描，然后选择需要精细扫描的区域，进行精细扫描。完成扫描后，按照提示要求，在牙齿的颊面颈缘处，进行 26 牙位的标记。 4. 扫描对颌模型 将对颌模型稳定地固定在扫描仓金属板上，模型唇侧朝扫描仓内侧方向放入，要求金属板与扫描仓内的卡槽稳定嵌合。关闭仓门，进行对颌模型的粗略扫描和精细扫描。然后选择工具，修整对颌模型，原则上是修整边缘部分，保留模型颈缘线以下 10mm 即可。目的是使模型操作直观化且提高电脑的运算速度。 5. 扫描上下牙弓咬合关系 用蜡将上下颌模型固定，保证上下颌模型在牙尖交错位，咬合关系稳定。将固定好的上下颌工作模型的上颌，稳定地固定在扫描仓金属板上，模型唇侧朝扫描仓内侧方向放入，要求金属板与扫描仓内的卡槽稳定嵌合。关闭仓门，开始粗略扫描。根据提示将精细扫描后的上下颌模型与

粗略扫描的颌位关系模型合并。如提示对齐失败，则要求选择一点或三点进行手动对齐（图 5-1）。

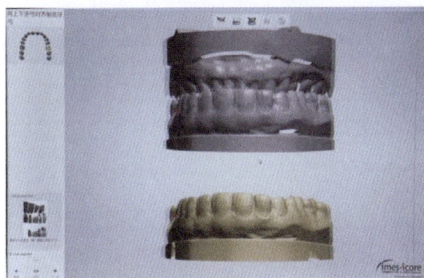

图 5-1　通过一点或三点对齐模型

6. 确认模型咬合　将石膏模型与数字模型比对，确认咬合状态是否一致。

7. 扫描 26 牙位石膏代型　根据提示将石膏代型颊侧朝向扫描仓内的方向，垂直固定在扫描仓金属板的十字中心位置，要求金属板与扫描仓内的卡槽稳定嵌合。关闭仓门，开始进行石膏代型的精细扫描。

8. 修整工作模型　选择工具，对工作模型进行修整。原则上是修整边缘部分，保留模型颈缘线以下 10mm 即可。目的是使模型操作直观化且提高电脑的运算速度。

9. 保存扫描完成的数字模型数据

1. 打开软件　根据订单编号，打开设计软件，初步确定边缘线标记点。在 26 牙位的数字代型上，自动生成边缘线标记点，使用上下键按照一致的方向和顺序，围绕颈缘一周初步调整标记点的准确位置（图 5-2）。点击"完成"。确定修复体的戴入方向：检查软件自动生成的共同就位道与邻牙的协调性，进行确认和手动调整（图 5-3）。

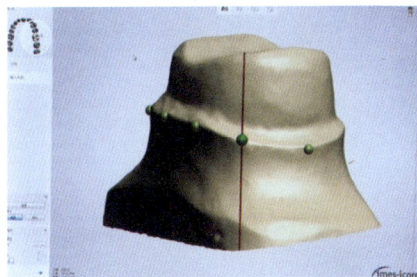

图 5-2　确定边缘线标记点

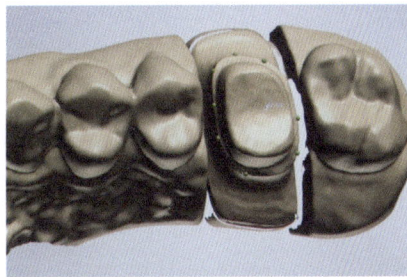

图 5-3　确定修复体戴入方向

采集数字化模型

后牙全解剖冠的 CAD 设计

后牙全解剖冠的 CAD 设计

2. 确定最终边缘线　软件用一"红线"模拟手绘修复体边缘，标记出来。须通过手动调节，检查确定最终边缘线。

3. 确定间隙剂厚度　一般预留粘结剂间隙的厚度为 0.04mm。也可根据所需的加工材料、基牙的条件及加工方式选择相应的参数。

4. 重塑修复体的形态　参考对侧同名牙的形态，从软件的牙体形态数据库中提取与 26 牙位相近的牙形（图 5-4）。利用设计工具的个别转换功能，参照𬌗曲线、邻牙、牙体长轴及对颌牙，初步调整颊舌面、近远中面的大小、长轴的方向及角度。利用设计工具的个别变形功能，调低𬌗面超出对颌的区域。调高𬌗面过深的窝沟点隙区域。利用设计工具的个别变形功能，参照邻牙和对颌牙的补偿曲线、横𬌗曲线调整修复体的近中颊尖、远中颊尖，调整修复体的近中、远中舌尖。

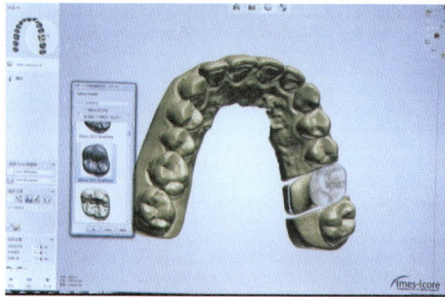

图 5-4　数据库提取适合的牙体形态

5. 精细修整修复体的形态　利用工具雕刻包的虚拟蜡刀的加蜡功能，通过调整红色圆圈大小可调整加蜡范围及调整蜡刀力度，进行𬌗面、颊面、舌面的精细修整。利用雕刻工具包的虚拟蜡刀的减蜡功能，通过调整蓝色圆圈大小可调整减蜡范围及调整蜡刀力度，进行𬌗面、颊面、舌面的精细修整。

6. 调整修复体的咬合　选择平均值𬌗架，进行正中、前伸、侧方、后退等动态咬合调整。也根据临床医师提供的面弓转移数据，选择半可调𬌗架，调整相应的切导斜度和髁导斜度进行动态咬合调整。如动态咬合过程中有干扰，将在相应的咬合区呈红色显示出来。点击去除高点，去除咬合障碍。

7. 邻面调整　利用雕刻工具包的自动执参数的切削以适配邻牙功能，调整与邻牙关系，将数值调整为 – 0.03mm，预留出后期打磨、调整量。

8. 修复体表面平滑　利用雕刻包工具的平滑功能，通过调整绿色圆圈大小，可调整平滑范围及调整平滑力度，使牙冠表面光滑。

9. 保存数据　检查各轴面外形与邻牙的协调性；要求表面光滑完整。保存数据，关闭设计订单

后牙全解剖冠的 CAM 切削制作

1. 导入修复体数据　依据订单编号，将设计完成的 STL 格式的数据导入 CAM –in。

2. 建立切削策略方案　打开软件，选择材料，软件自动计算出修复体高度，根据义齿设计单标注颜色，选择氧化锆切削盘的颜色，选择切削刀具直径 1.0~0.6mm。

3. 排版　将设计完成的 26 牙位的三维牙冠，放在电脑模拟的氧化锆切削盘上，在牙冠的舌侧及颊侧的近中轴角、远中轴角处放置 3 根连接柱，连接柱应放置在牙冠蓝色高点线上（图 5–5）。调整三维牙冠在氧化锆切削盘上下居中的位置。软件自动计算刀具路径。

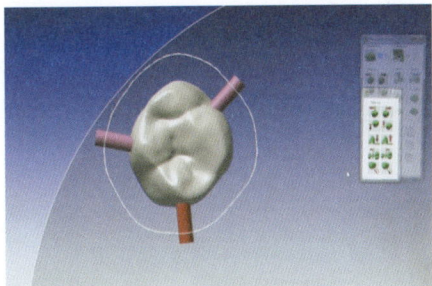

图 5–5　设置连接柱

4. 启动设备　打开切削设备，进行气泵压力确认及设备自检。

5. 固定氧化锆盘　打开切削箱仓门，将已选的氧化锆盘放入材料固定盘中，氧化锆盘标记点必须与材料固定盘的 0° 标记点对正，拧紧固定螺丝，关闭仓门，执行切削程序。

6. 传输数据　将三维牙冠的加工数据及指令发送到 CAM 切削机床，准备进行加工。

7. 切削　切削刀具自检完成后，按照计算机软件设置的刀具路径开始切削。

8. 取出切削盘　切削完毕，打开舱门，拧开材料盘固定螺丝，取出氧化锆切削盘。

9. 切除氧化锆连接柱　用手指握住氧化锆冠，以缓冲切割连接柱时产生的应力，右手持磨头，慢速切割连接柱。使用打磨机在放大镜下，低速修整氧化锆冠上残留的连接柱，并精修氧化锆冠表面和冠边缘形态，使氧化锆冠表面光滑、均匀，无切削痕迹。用软质小毛刷清除牙冠内外的氧化锆粉末

牙冠预染色

根据义齿设计单标注颜色，进行牙冠窝沟及颈部 1/3 处的预染色

· 53 ·

烧结、结晶

将预染之后的氧化锆牙冠的骀面朝下，放入带有氧化锆烧结珠的烧结盘中。将烧结盘放入氧化锆结晶炉内，按照氧化锆材料产品说明要求的烧结温度和时间执行烧结程序。烧结结晶结束后自然冷却

试戴打磨

（1）使用水冷高速打磨机和氧化锆专用磨头，在放大镜下，将氧化锆全冠在石膏代型上试戴，调整牙冠边缘（图5-6）。

（2）将氧化锆全冠及代型复位到模型上，检查调整正中、侧方、前伸咬合关系。建议使用不同颜色的咬合纸，以区分不同咬合运动的干扰点。

（3）检查各轴面外形与邻牙的协调性，进行精细打磨。要求牙冠表面光滑均匀，无明显打磨痕迹。

（4）形态精修后，使用100μm氧化铝砂在0.2MPa（2bar）的压力下短暂喷砂并蒸汽清洗

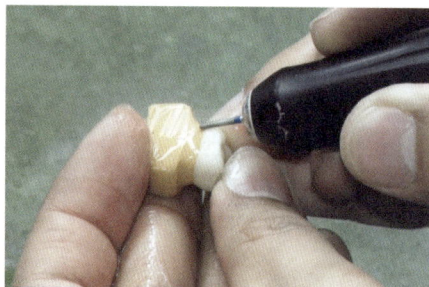

图5-6　放大镜下氧化锆全冠试戴、精细打磨

氧化锆全冠染色上釉

（1）调和釉液和釉粉至所需稠度，在冠表面均匀涂布一层上釉材料，依次进行牙冠颈部的上色、切缘颜色的调整、骀面窝沟的染色，与比色板颜色相一致。涂布釉液和染色后，必须检查冠内不能有釉液流入，以免影响氧化锆全冠戴入。

（2）将染色上釉的氧化锆全冠放置到烧结盘上，送入烤瓷炉内，执行上釉烧结程序

氧化锆后牙全冠完成

染色上釉的氧化锆全冠，烧结后须自然冷却，戴入工作模型，再次确认咬合关系、形态、颜色

三、注意事项

（1）在点击订单详细信息"确定"之前，认真核对录入信息，一旦"确定"信息后，将无法更改。

（2）确定修复体最终数据边缘线必须与模型边缘线位置一致。牙冠边缘线不能进入倒凹区。

（3）计算机辅助设计时应运用软件内的𬌗架功能，模仿口内动态咬合调整咬合障碍，避免后期调整过多。

（4）如使用气枪清洁氧化锆粉末，须确保气源内不含水和油。

（5）牙冠颈部预染色时，注意起止位置的衔接，避免漏染及局部染色重叠、过深。

（6）在水冷、低压状态下打磨氧化锆全冠，避免局部急速产热发生隐裂。

（7）氧化锆后牙全冠颈部上色时毛笔应由𬌗方向龈方涂布，防止釉液进入冠内影响就位。

（8）染色上釉时，较深的颜色可通过数次染色获得，而不要用较厚的涂层。

相关拓展

　　椅旁操作系统的口内扫描、CAD 设计和 CAM 切削成形技术，直接完成修复体的制作，满足了患者一次就诊就可以完成修复体的戴入。数字化修复工艺技术和材料的快速发展，使椅旁操作系统成为真正意义上的全数字化系统。

　　种植修复已经成为临床常用的修复手段，数字化种植个性基台制作，解决了成品基台有关角度、𬌗龈高度、穿龈形态、美学等多方面的问题。

测试题

一、单选题

1. 氧化锆全冠的厚度，即石膏预备牙与对颌牙之间的修复空间不低于（　　）

A. 0.3~0.4mm

B. 0.4~0.5mm

C. 0.5~0.6mm

D. 0.5~0.7mm

正确答案： C

答案解析： 记忆题。

2. 扫描工作模型时，将模型（　　）侧朝扫描仓内侧方向放入

A. 舌侧

B. 腭侧

C. 近中

D. 唇侧

正确答案： D

答案解析： 记忆题。

二、判断题

1. 模型的数据采集是CAD/CAM的前端技术，由硬件扫描仪和配套的扫描软件组成。主要任务为采集修复牙齿的原始数据，以便为技师诊断和修复体设计提供必要的信息。

正确答案： 对

答案解析： 模型数据采集的主要任务，是为采集修复牙齿的原始数据，以便为技师诊断和修复体设计提供必要的信息。

2. 修整扫描好的数字工作模型，只是为了计算机视频画面更加美观，操作更方便。

正确答案： 错

答案解析： 修整模型的边缘部分，保留模型颈缘线以下10mm即可，目的是使模型操作直观化且提高电脑的运算速度。

3.确定修复体最终数据边缘线，可以使用软件的手动调节功能，手绘模拟一条"红线"，将修复体边缘标记出来。

正确答案：对

答案解析：修复体最终数据边缘线，必须与模型边缘线位置一致。牙冠边缘线不能进入倒凹区。

三、简答题

CAD/CAM 制作工艺与传统制作工艺有何不同？

答：CAD/CAM 制作技术不再需要制作熔模、包埋、焙烧、铸造等工序，简化了制作流程，避免工艺流程材料的使用过程中，产生的各种尺寸误差与环境污染，可以利用计算机的检测功能，使每个修复体都达到同一个制作标准，提高义齿制作精度，最大限度地降低了人为因素对修复体制作质量的影响，减轻技师的劳动强度，增加义齿材料的多样性。

（樊　晖）

下篇

修复体制作工艺流程篇

实训六

铸造金属邻𬌗嵌体制作

扫描二维码,观看操作视频
(本实训视频仅介绍铸造金属邻𬌗嵌体熔模制作)

案例导入

义齿设计单见图 6-1。要求 26 铸造金属邻𬌗嵌体修复，并附带工作模型（图 6-2）和对颌模型。应该如何完成修复体制作任务？

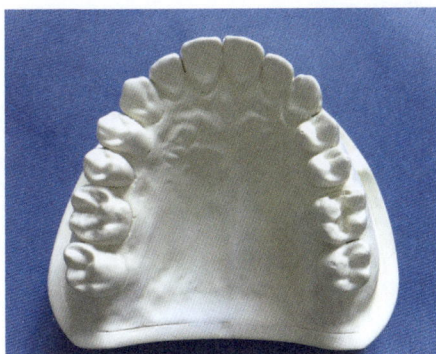

图 6-1 义齿设计单

图 6-2 工作模型

记忆链接

1. **嵌体的定义** 是一种嵌入牙体内部，用以恢复缺损牙的形态和功能的修复体。

2. **嵌体的制作流程** 熔模制作→包埋熔模→烘烤焙烧→铸造→开圈、研磨抛光。

技术操作

一、目的

（1）学会可卸代型的制作方法。

（2）学会邻𬌗嵌体蜡熔模制作的方法。

（3）学会邻𬌗嵌体的包埋、铸造以及打磨抛光的方法。

二、操作规程

实训器材

嵌体蜡、酒精灯、滴蜡器、分离剂、调𬌗指示粉、软毛刷、雕刻刀等

检查模型

1. 模型的检查　检查工作模型的完整性，模型上有无气泡，石膏瘤等，去除26及其邻牙𬌗面的石膏瘤，以免影响咬合。
2. 预备牙的检查　要求26洞型无倒凹，底平壁直，点线角清晰圆钝，各轴壁外展2°~5°，洞深一般大于2mm，洞底位于牙本质上。洞外形为圆缓曲线，并在洞缘釉质内形成45°洞斜面。
3. 咬合关系检查　嵌体边缘应避开咬合接触区

熔模制作

1. 涂布分离剂　在预备牙洞型内以及对颌牙、邻牙上涂布分离剂，注意将分离剂充分涂布到所需部位，并将多余分离剂吸干。
2. 滴蜡塑形　将滴蜡器加热到适当温度蘸取适量的嵌体蜡，加热使之有适当的流动性，滴加到洞型内，逐渐充满洞型的各个点线角处，再逐步滴加直到整个洞型内充满嵌体蜡，然后根据咬合关系雕刻修整𬌗面的解剖形态。修整出正确的颊舌外展隙和邻间隙，并且要正确恢复与邻牙的邻接关系（图6-3）。
3. 修整熔模　修整熔模各个面，检查熔模边缘、邻接关系、咬合关系以及解剖外形准确无误。
4. 检查边缘　将熔模小心地从代型上松脱，取下。检查熔模组织面及边缘与代型是否一致，有无缺陷，若有则复位熔模，在相应部位追加嵌体蜡，直至完好（图6-4）。
5. 安插铸道　将熔模复位于洞型内，用直径2.0~2.5mm的蜡线条在邻𬌗线角处安插铸道，在距离熔模1.5~2.0mm处的铸道上设置直径不小于5mm的储金球，并使之在包埋时位于铸型的热中心。
6. 脱模检查　熔模应完整无缺陷，组织面与嵌体洞型完全吻合，点线角清晰完整

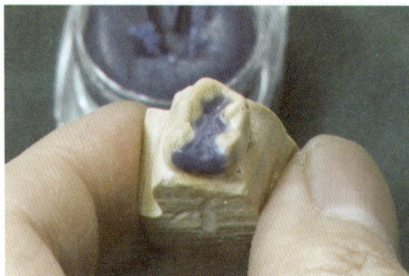 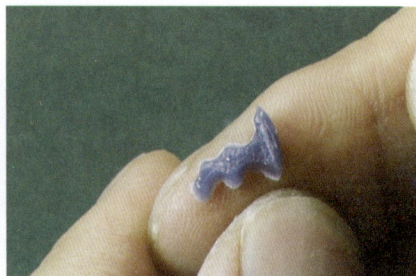

图6-3　滴蜡塑形　　　　　图6-4　熔模检查

熔模包埋与铸造

詳见实训三

开圈、打磨抛光

1. 开圈、喷砂　铸圈应自然冷却后去除铸圈和包埋材料。喷砂通常使用氧化铝砂（80~100目、压力 0.4~0.6MPa），清除铸件表面的包埋材料和氧化层，喷砂时要不停转动铸件，使各部分冲刷均匀。

2. 切除铸道　用直径 3cm，厚度为 0.5mm 的切割砂片从距嵌体 3~5mm 处切除铸道，预留一部分以利于试戴时取放嵌体。仔细检查嵌体组织面有无金属小瘤。位于平面上的小瘤用直径 2mm 的球形钨钢磨头去除；位于点、线角上的小瘤用直径 1mm 的钨钢磨头或者尖细的金刚砂磨头去除；位于嵌体洞缘斜面上的小瘤用直径 1.5mm 的柱形金刚砂磨头去除。

3. 试戴　将邻牙代型取下，将嵌体轻放于基牙代型的洞型内，观察就位情况，若不能顺利就位可用高点显示剂找出就位障碍点（也可用红色印泥油涂在洞型内壁上，再将嵌体置入洞型轻轻加压，然后取出，着色处即为障碍点），用直径 1mm 的钨钢磨头调磨，直至嵌体完全就位。此时嵌体应完全覆盖整个嵌体洞型，边缘线应与预备牙代型完全密合，无翘动、摆动现象，能顺利取出。

4. 调磨邻面接触区　取出嵌体，将邻牙代型复位，在邻牙邻接面放一薄层咬合纸，再将嵌体轻轻就位后取出，用轮状或柱状磨头将着色区轻轻磨除，如此反复直至嵌体完全就位。调整咬合将预留的铸道磨除。

5. 粗磨　用咬合纸检查正中咬合时的高点，用直径为 2.5mm 的球形金刚砂磨头调磨，直至正中咬合时无高点，非正中咬合时无殆干扰。

6. 细磨　用金刚砂磨头将嵌体表面磨平并打磨光滑，用尖细的金刚砂磨头将嵌体殆面窝沟结构打磨清晰、顺畅。嵌体边缘预备牙表面应过渡自然，外形与预备牙各面协调一致。然后用金刚砂橡皮轮磨光。

7. 抛光　最后用毡轮或绒轮蘸抛光膏进行高度抛光，殆面窝沟处可用小毛刷蘸抛光膏抛光。抛光后的铸件用酒精棉球擦拭或高压蒸汽清洗，去除表面黏附的抛光膏

三、注意事项

（1）制作熔模时不可损坏模型。

（2）熔模应与预备牙洞型密合、无缺损，建立良好的咬合关系及邻接关系。

（3）铸道安插在蜡型最厚、最突出的光滑部位。不可安插在发育沟或点隙处，且不可破坏咬合与邻接关系。

（4）打磨、抛光时注意控制速度，防止产热脱手飞出。嵌体边缘与预备牙表面应过渡自然，外形与预备牙各面协调一致。

相关拓展

制作嵌体的材料有齿科合金、陶瓷和复合树脂。

齿科合金具有强度高、耐磨性强，韧性好的特点。但其美观性欠佳，且弹性模量大于牙体组织，易造成牙体的折裂。

陶瓷具有优越的审美性能，富含氧化硅的玻璃陶瓷和二硅酸锂陶瓷具有较好的粘结性能。而氧化锆陶瓷粘结性能较差。陶瓷的缺点是脆性大，抗冲击强度弱。

制作嵌体和口腔固定修复体的复合树脂是富含陶瓷填料的复合树脂，也称聚合瓷，是一种新型的类瓷材料，具有较好强度和抗挠曲性，可承受较大咬合力。其硬度和耐磨性接近或略低于牙釉质，对天然牙的磨损较低。又具有较好的美观性能，为修复体提供良好的色彩、层次感和透明感。

测试题

一、单选题

1. 嵌体属于（　　）

A. 冠外固位体

B. 冠内固位体

C. 根内固位体

D. 以上都不是

正确答案：B

答案解析：记忆题。

2. 有关金属嵌体牙体预备的要求，哪项是错误的（　　）

A. 各轴壁相互平行

B. 各轴壁可外展 2°~5°

C. 可制备倒凹固位形

D. 应制备洞斜面

E. 洞底应位于牙本质上

正确答案：C

答案解析：倒凹的存在影响熔模的制作和修复体就位。

3. 邻𬌗嵌体的铸道应安插在（　　）

A. 熔模的中央

B. 熔模的边缘嵴处

C. 熔模对称的边缘

D. 与熔模整个𬌗面接触

正确答案：B

答案解析：记忆题。

二、名词解释

嵌体　嵌体是一种嵌入牙体内部，用以恢复缺损牙的形态和功能的修复体。

三、简答题

嵌体制作过程中的注意事项有哪些？

答：（1）制作熔模时不可损坏模型。

（2）熔模应与预备牙洞型密合、无缺损，建立良好的咬合关系及邻接关系。

（3）铸道安插在蜡型最厚、最突出的光滑部位。不可安插在发育沟或点隙处，且不可破坏咬合与邻接关系。

（4）打磨、抛光时注意控制速度，防止产热脱手飞出。嵌体边缘与预备牙表面应过渡自然，外形与预备牙各面协调一致。

（孟　雅）

实训七

前牙铸造桩核制作

扫描二维码，观看操作视频
（本实训视频仅介绍前牙铸造桩核蜡熔模制作）

案例导入

义齿设计单见图 7-1。要求 21 前牙铸造桩核修复，并附带工作模型（图 7-2）和对颌模型。应该如何完成修复体制作任务？

图 7-1 义齿设计单

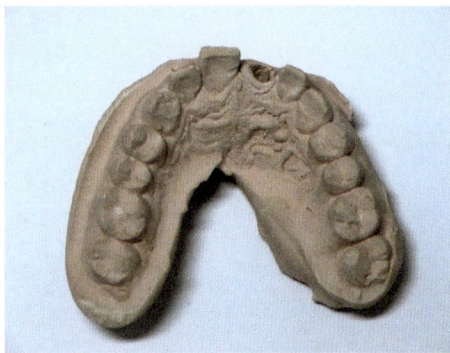

图 7-2 工作模型

记忆链接

1.桩核冠的定义 桩核冠是在残冠或残根上先形成金属桩核或树脂核，然后制作全冠修复体。

2.铸造桩核的制作流程 模型准备→熔模制作→熔模包埋→铸造→开圈、打磨完成修复体。

技术操作

一、目的

（1）学会前牙铸造桩核熔模制作的方法。

（2）学会前牙铸造桩核的包埋、铸造以及打磨的方法。

二、操作规程

<table>
<tr><td>实训器材</td><td>电蜡刀、酒精灯、铸造蜡、蜡线条、分离剂、钢丝、镊子、滴蜡器、蜡型雕刻刀、小毛刷、切割砂片、钨钢车针、金刚砂车针、技工打磨机等</td></tr>
</table>

模型准备

1. 检查模型　首先要仔细检查模型（图7-3）是否完好无破损、工作模型根面边缘是否清晰、有无石膏小瘤；检查根管内是否有倒凹、是否光滑平整、有无残留的印模材料；检查工作模型与对颌模型是否咬合稳定、有无翘动等现象。

2. 涂布分离剂　在根面、根管内以及邻牙上涂布分离剂（图7-4），然后将多余分离剂吸干，应注意涂布均匀，无淤积、未涂布等现象

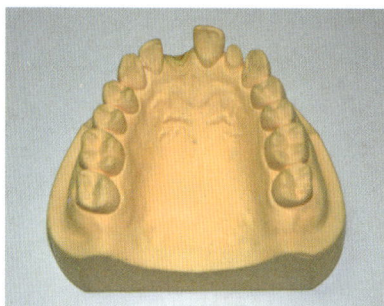

图7-3　前牙桩核模型

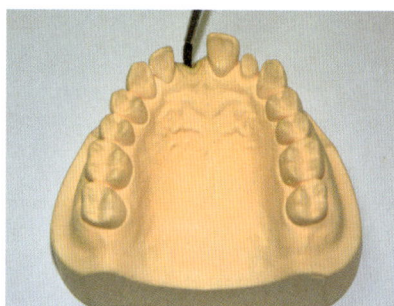

图7-4　涂布分离剂

熔模制作

1. 根内段熔模的制作　根内段熔模一般用滴蜡法制作。用小的滴蜡器加热到适当温度蘸取适量的铸造蜡，加热使之有适当的流动性，逐渐滴加至根管内，直至滴满整个根管（图7-5）。然后以一段长于根管深度、烧热的大头针或不锈钢丝插入根管中央略偏向唇侧，确保根外段钢丝不影响咬合，直达预备根管的最底部，使蜡熔化流动，填满整个根管（图7-6），并且使蜡与根管壁更密合，以形成更好的根内段熔模。待根管内的铸造蜡完全冷却后，顺着根管的长轴方向轻轻取出冠桩熔模（图7-7），检查熔模表面是否完整、有无气泡，如不符合要求，应补蜡重塑或重新操作，直至满意为止。

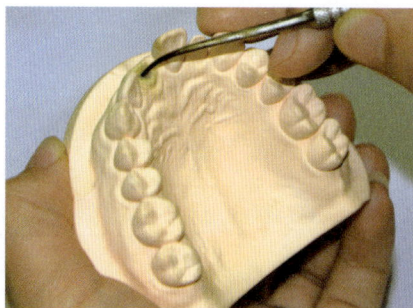

图7-5　根管内填蜡

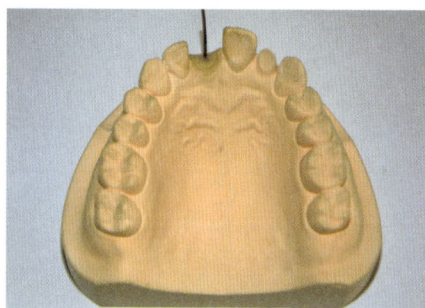

图7-6　烧热的不锈钢丝插入根管

2. 根面熔模的制作　制作好的根内段熔模在根管内复位，以滴蜡塑形法制作根面熔模。要求熔模与模型根面密合，取出检查，各部分线角清晰，无缺损，与根内段衔接完好（图7-8）。

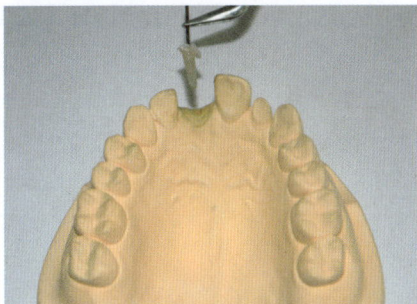

图7-7　完成根内段熔模

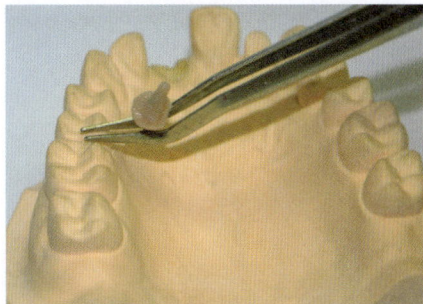

图7-8　完成根面熔模制作

3. 根外段熔模的制作　将上述制作好的熔模在模型上复位，按照预备牙固位形和抗力形的要求，完成熔模冠核部分（图7-9，7-10）。制作前要根据上下颌模型的咬合关系确定前牙桩核的方向和形态，应与将来要制作的修复体所要求的牙体预备外形相当，并留出制作外冠所需要的空间。核的唇面应留出1.5mm，切缘应留出2.0mm，舌面应留出0.8~1.5mm，上前牙邻面应留出1.8~2.0mm，下前牙邻面应留出1.0~1.6mm，即留出烤瓷熔附金属冠的间隙（图7-11）。各轴面无倒凹，邻面及唇、舌面颈1/3切向聚合2°~5°，以便增加全冠的固位。修整冠核，使各轴面向根面移行，形成一整体，光滑圆钝。最后将制作好的桩核熔模取出检查、修整，无缺陷后复位。

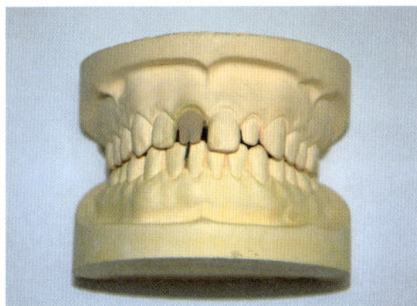

图7-9　根外段熔模唇面观

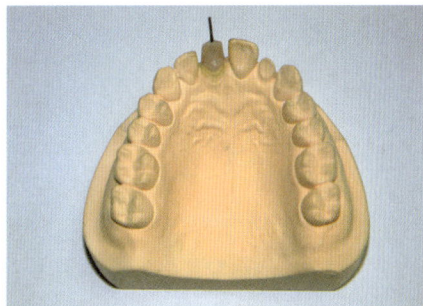

图7-10　根外段熔模舌面观

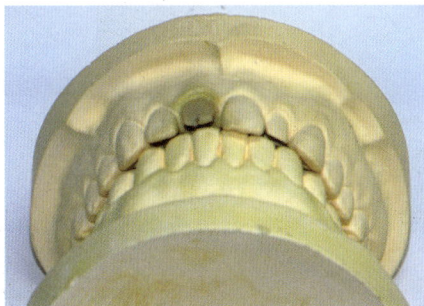

图7-11　检查咬合间隙

熔模制作

熔模制作

4.安插铸道　在伸出桩核熔模切端外的不锈钢丝或大头针上均匀加蜡（图7-12），使之成为铸道（图7-13），方向与牙长轴方向一致，长度为10~15mm，直径为2~2.5mm，铸道与熔模的衔接处应圆钝无锐角，在距离熔模1.5~2.0mm处的铸道上设置直径不小于5mm的储金球，并使之在包埋时位于铸型的热中心

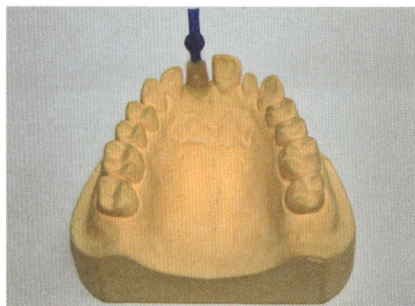

图7-12　安插铸道

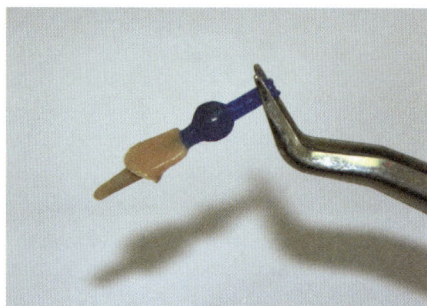

图7-13　最终完成的熔模

熔模包埋

见实训三第一部分

铸造

见实训三第二部分。注意：烘烤后，将不锈钢丝或大头针从铸型中抽出，以防影响铸造后冠桩的强度

开圈、打磨抛光

1.开圈、喷砂　铸型应自然冷却后去除铸圈和包埋材料。喷砂清除铸件表面的包埋材料和氧化层，喷砂时要不停转动铸件，使各部分冲刷均匀。

2.切除铸道，桩核就位　用直径3cm、厚度为0.5mm的切割砂片切除铸道（图7-14）。检查桩核根面及根内段有无金属小瘤，若有，用直径1mm的钨钢磨头或者尖细的金刚砂磨头去除（图7-15）；将桩核轻轻置入根管内，观察就位情况，若不能完全就位，不可用力使之就位，以免损伤模型，可用高点指示剂确定就位障碍点，然后修磨障碍点，直至完全就位（图7-16）。

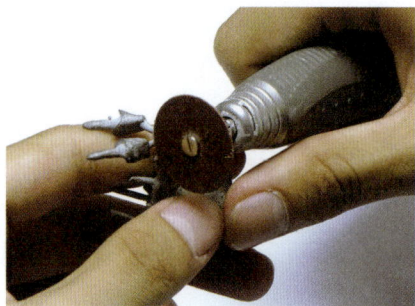

图7-14　切除铸道

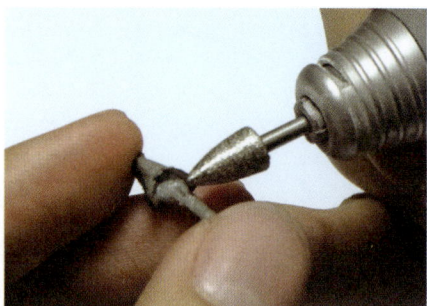

图7-15　磨除金属小瘤

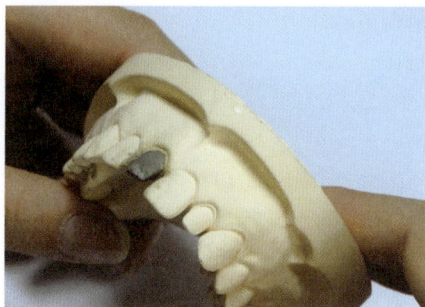

图 7-16　桩核就位

3. 打磨修整桩核根外段　用金刚砂磨头对根外段进行修整，各面打磨圆钝，并根据外冠种类预留所需空间（图 7-17，7-18）

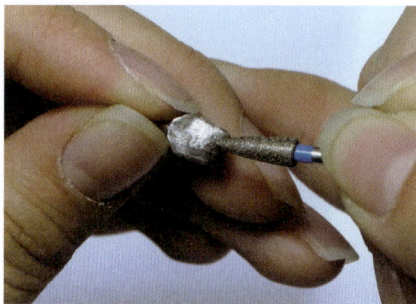

图 7-17　打磨铸造桩核

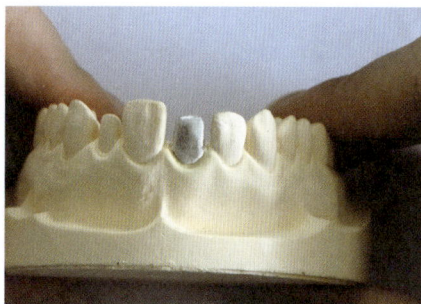

图 7-18　最终完成的铸造桩核

开圈、打磨抛光

三、注意事项

（1）制作熔模时不可损坏模型。

（2）所插的不锈钢丝或者大头针偏向唇侧安插，在根外段不可影响咬合。

（3）喷砂时要不停转动铸件，使各部分冲刷均匀，避免铸件受损。

（4）试戴桩核时不可破坏模型。

（5）注意安全使用设备。

相关拓展

　　纤维桩是一种新型的非金属复合牙科修复材料，常与树脂核及冠修复体共同使用来修复大面积牙体缺损。因其无金属腐蚀性，具有良好的生物相容性和美观性、适中的弹性模量以及可直接在患者口内操作等优点，近年来得到较普遍的应用。常用的有碳纤维桩、玻璃纤维桩和石英纤维桩。

　　全瓷桩核具有良好的生物相容性与抗腐蚀性，更有其他材料无法比拟的光学特性，因而全瓷桩核在口腔修复中的应用越来越普遍。与传统的铸造金属桩核相比，全瓷桩核最大的优点是具有良好的光学性能。入射光一部分透过全瓷冠到达全瓷桩核，一部分被反射，而另一部分被投射和吸收，产生类似牙本质的视觉效果。另一方面，全瓷桩核也可避免较强的反射光透过牙颈部菲薄的牙龈组织，从而赋予全瓷修复体更近似于天然牙的美学效果。常用材料为氧化锆陶瓷。

测试题

一、单选题

1. 桩核的直径为不超过牙根直径的（　　　）

A. 1/2

B. 1/3

C. 1/4

D. 1/5

正确答案： B

答案解析： 记忆题。

2. 一般条件下，哪一类桩核固位最好（　　　）

A. 光滑柱形

B. 槽柱形

C. 铸造桩冠

D. 螺纹形

正确答案： C

答案解析： 铸造桩核的冠桩与根管预备形态最吻合。

3. 冠桩的长度要求为（　　　）

A. 根长的 1/3~1/2

B. 根长的 1/2~3/4

C. 根长的 2/3~3/4

D. 根长的 1/3~3/4

正确答案： C

答案解析： 记忆题。

4. 以下关于桩冠的说法哪项是错误的（　　　）

A. 桩越长固位越好

B. 固位力取决于摩擦力和粘结力

C. 桩冠修复后，减少根尖病的发生

D. 修复前必须行完善的根充

正确答案： A

答案解析： 桩的长度为根长的 2/3~3/4。

二、名词解释

桩核冠　桩核冠是在残冠或残根上先形成金属桩核或树脂核，然后制作全冠修复体。

（徐　曼）

实训八

铸造金属全冠制作

扫描二维码，观看操作视频

案例导入

图 8-1 为义齿设计单。要求制作 16 铸造金属全冠，并附带工作模型（图 8-2）和对颌模型。应该如何完成修复体制作任务？

图 8-1 义齿设计单

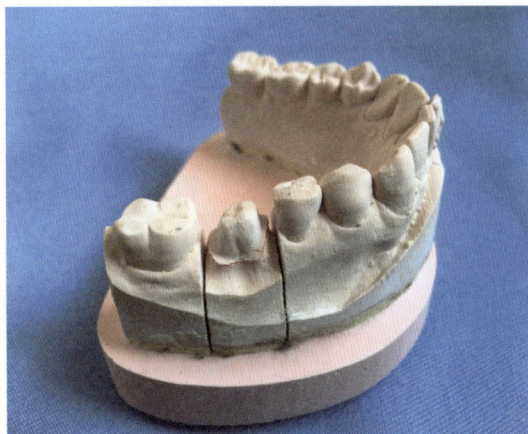

图 8-2 工作模型

记忆链接

1. 铸造金属全冠 是通过制作熔模，然后包埋、焙烧，将金属材料浇铸到预先形成的铸模腔的工艺制作流程而成的全冠。通常采用镍铬合金、钴铬合金、钛及贵金属等材料铸造成形。其坚固不易破损，但不利于美观，主要适用于后牙冠缺损的修复（图 8-3）。

2. 铸造金属全冠制作工艺流程 制作可卸式模型→上𬭩架→制作蜡熔模→包埋→烘烤、焙烧→铸造→铸件清理→试戴→打磨、抛光，完成修复体。

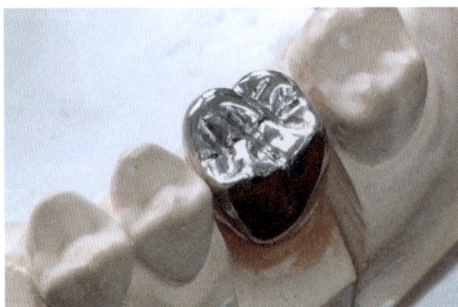

图 8-3 铸造金属全冠

技术操作

一、目的

（1）熟悉铸造金属全冠流程。

（2）学会铸造金属全冠蜡熔模的制作。

（3）学会金属的铸造及打磨、抛光技巧。

二、操作规程

实训器材	各式蜡刀、分离剂、铸造蜡、蜡线条、咬合纸、酒精灯、𬌗架、小毛刷、各式磨头、铸圈、底座、技工打磨机等
模型准备	1. 检查模型　首先检查石膏代型确认其表面无气泡、小瘤，肩台边缘线清晰完整，无菲边和悬突。可卸式石膏代型复位到模型上要求稳定，上下颌模型咬合关系稳定、良好。如果代型有缺陷必须重新制取工作模型。 2. 涂布分离剂　在可卸代型表面均匀涂布一层分离剂。注意分离剂涂布时既要涂布预备牙代型表面，又要涂布邻牙及对颌牙表面，并用纸巾吸去多余分离剂
制作铸造金属全冠熔模	1. 形成熔模基底　用滴蜡器在代型表面均匀地滴一层软蜡，或采用浸蜡方式将代型浸入熔融的蜡液中，取出后即可形成熔模基底。 2. 形成邻面与邻接区　参照对侧同名牙及天然牙的解剖形态，将蜡加到确定的邻接区所在位置，恢复邻接区的正确形态和正确的邻接关系。 3. 形成𬌗面轮廓　参照对颌牙和邻牙形态，先形成功能牙尖蜡锥和非功能牙尖蜡锥，之后连接形成固有𬌗面轮廓（图8-4）。

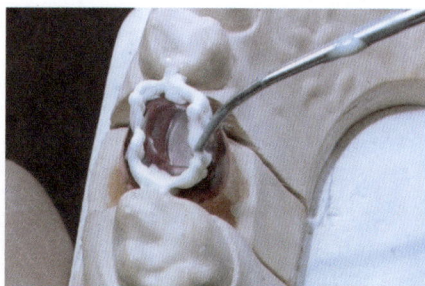

图8-4　形成𬌗面轮廓

4. 形成颊舌面　以对侧同名牙及邻牙为参照，确定颊舌面位置、外形及突度，加蜡恢复。再从外形高点加蜡至肩台，形成轴面形态，注意恢复外形高点，修复体表面和颈部牙体组织表面应光滑一致。最后加蜡连接邻面与颊舌面（图8-5）。

5. 形成𬌗面　滴蜡完成𬌗面尖、嵴、窝、沟等细微结构，注意调整咬合无障碍。最后进行精修，平滑窝沟（图8-6）。

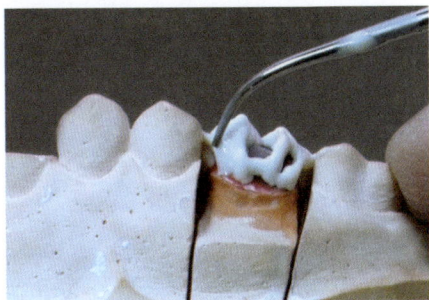

图 8-5　形成颊舌面

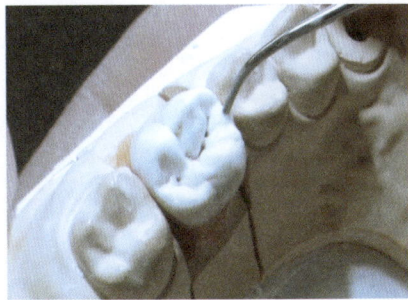

图 8-6　形成𬌗面

6. 封闭颈缘　为了提高熔模边缘的密合度，将雕刻刀略微加热，小心去除肩台边缘线𬌗方1mm范围内的蜡，然后在石膏代型颈缘处，再涂一薄层分离剂，复位熔模后，用颈缘蜡重新滴蜡封闭颈缘，在颈缘蜡凝固前，用手指轻轻按压，以保证颈缘蜡与石膏代型密贴。

7. 精修熔模　在放大镜下边观察边去除肩台边缘线外多余的颈缘蜡，注意雕刻刀略微加热，并沿着牙根方向刮除，防止蜡熔模旋转变形；蜡熔模边缘与石膏代型肩台边缘线应长短一致（图8-7）。

8. 安插铸道　取直径为2.0～2.5mm、长3~8mm的圆形蜡线条作为分铸道，用蜡固定在熔模的最厚处，尽量安插在非功能尖处。在包埋底座上安插直径3～4mm的总铸道，并在其位于铸型热中心部位安放直径5～6mm的储金球。熔模的分铸道安插到储金球上方，可以适当倾斜约45°，铸道的连接处应光滑圆钝，熔模距离铸圈壁和铸圈顶的距离约10mm（图8-8）

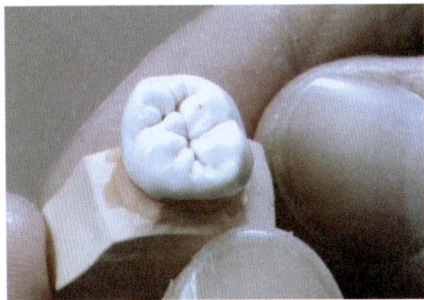

图 8-7　熔模完成

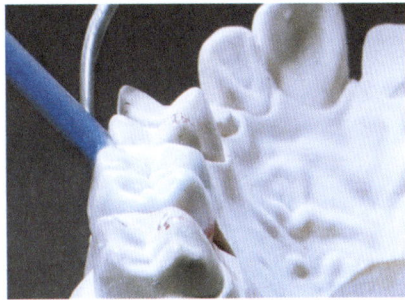

图 8-8　安插铸道

熔模包埋与铸造

具体过程请参考实训三

铸件清理

待铸型自然冷却后去除铸圈和包埋材料。具体内容参考实训三

铸件研磨

1.金属全冠试戴　首先切割铸道，切割时不可损伤铸件。仔细检查铸件组织面有无金属小瘤。位于冠内面及点、线角上的小瘤，可用直径 0.5 ~ 2.0mm 的球形钨钢磨头去除。金属冠边缘调整，边缘长度应与预备牙代型边缘标记线一致。在放大镜下用橡皮轮，低速轻压、反转调整金属修复体边缘菲边，边缘菲边会自然向外卷出，金属修复体边缘形态调磨至光滑平整。检查试戴情况，要求铸件与代型边缘完全密合、稳定不翘动。若试戴有阻力，不可强行戴入，用高点指示剂仔细检查找到障碍点，进行局部、少量调磨，如果戴入困难，考虑可能是熔模变形或包埋材的膨胀与金属的收缩比不合适，需要重新制作熔模或调整包埋材料的水粉比例。

2.粗磨　用轮状磨头将金属全冠表面的金属小瘤、菲边、毛刺及铸道断端等轻轻磨除。

3.调整邻接区　先将一侧的邻牙代型取下，在另一侧邻牙代型与基牙邻接面放一薄层咬合纸，再将金属全冠轻轻戴入，若不能顺利就位则用轮状或柱状磨头调磨邻面着色处，直至金属全冠完全就位，预备牙和邻牙代型均不发生移动，且能够将薄层咬合纸有阻力地拉出（建议使用厚度为 $20\mu m$ 的咬合纸）。调磨完成的邻面接触区应与邻牙邻接区形态一致。用同样的方法调磨另一邻面。

4.咬合调整　将金属全冠戴入牙列模型中的代型上，用咬合纸检查正中咬合时有无咬合高点，若有，则用金刚砂磨头调磨，直至金属全冠无咬合高点，功能牙尖呈三点或多点接触，同时𬌗架的切导针与切导盘达到归零状态接触；上下颌的邻牙也达到正常咬合接触。前伸和侧向运动时无明显𬌗干扰。

5.细磨　用细粒度（磨料粒度为 150~200 目）的金刚砂磨头将形态调磨完成的全冠表面磨平，然后使用各种形态的橡皮轮磨光，消除金属表面划痕，使铸件更加光滑。

6.抛光　再用毡轮或绒轮蘸抛光膏抛光，𬌗面窝沟处可用小毛刷蘸抛光膏抛光。

抛光后的铸件用酒精棉球擦拭或高压蒸汽清洗，去除表面黏附的抛光膏（图8-9）

铸件研磨

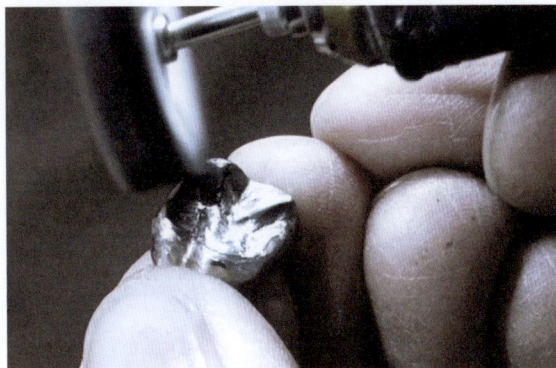

图8-9 全冠抛光

三、注意事项

（1）加蜡时温度不宜过高，以恰好熔融为准；修改蜡熔模时将蜡刀等器械适当加热，便于蜡型修整，减小蜡刀修整时的阻力，以免导致熔模因受力产生变形。熔模应有一定的厚度，避免局部过薄或出现菲边，而造成熔模铸造失败或变形。

（2）铸道应安插在熔模最厚的光滑部位，尽量放置于非功能尖，使储金球位于铸型的热中心；铸道设置应有利于金属的注入，避免形成死角。

相关拓展

数字化金属全冠的制作 随着数字化制作工艺的发展，在义齿制作过程中采用 CAD/CAM 来制作金属全冠也越来越普遍。其方法一般是将可卸模型通过三维扫描仪采集数据，在电脑上用 CAD 设计软件形成金属全冠外形的制作数据，然后将数据传至 CAM 数控车床，把金属块切削形成金属全冠。另有一种 3D 打印成形技术，是将 CAD 设计软件形成的金属全冠外形制作数据，传至金属激光打印成形设备，将金属粉末激光打印形成金属全冠。CAD/CAM 数字化制作技术，省去了熔模制作、包埋、铸造等工艺环节，减少了制作流程，降低了人工制作的工作强度，减少了材料消耗，同时提高了义齿的加工精度，是目前最先进的义齿制作工艺。

测试题

一、单选题

1. 制作铸造金属全冠时，常用的金属材料有（ ）

A．金合金

B．镍铬合金

C．钴铬合金

D．钛

E．以上材料均正确

正确答案： E

答案解析： 记忆题。

2. 下列哪项不是良好熔模应具备的条件（ ）

A．与预备牙完全密合

B．恢复正常的解剖外形

C．建立良好的邻接关系

D．适当升高咬合，补偿制作中的收缩

E．表面光滑，体积相对稳定

正确答案： D

答案解析： 熔模的收缩不能靠升高咬合来补偿，应咬合完全适合。

3. 制作熔模的操作中，错误的是（ ）

A．材料不能受污染

B．熔模固定到成形座前，应在邻接区加少许蜡

C．避免熔模局部过薄

D．熔模表面用喷灯喷光

E．加蜡时温度不宜过高

正确答案： D

答案解析： 喷灯会破坏表面的精细形态，所以冠桥熔模不能使用喷灯。

二、名词解释

铸造金属全冠　铸造金属全冠是通过制作熔模，然后包埋、焙烧，将金属材料浇铸到预先形成的铸模腔的工艺制作流程而成的全冠。通常采用镍铬合金、钴铬合金、钛及贵金属等材料铸造成形。其坚固不易破损，但不利于美观，主要适用于后牙冠缺损的修复。

三、简答题

金属冠抛光的流程是什么？

答：薄橡皮轮→橡皮棒→抛光毡轮 + 抛光膏。用各种形态的金刚砂橡皮轮磨光，消除金属表面划痕，使铸件更加光滑。再用毡轮或绒轮蘸抛光膏抛光，骀面窝沟处可用小毛刷蘸抛光膏抛光。抛光后的铸件用酒精棉球擦拭，去除表面黏附的抛光膏。

（孟　琨　孙　曜）

实训九

前牙烤瓷熔附金属全冠制作

扫描二维码，观看操作视频

案例导入

图 9-1 为来自口腔修复临床的义齿设计单。要求 11 金属烤瓷全冠修复，并附带工作模型（图 9-2）和对颌模型。应该如何完成修复体制作任务？

图 9-1 义齿设计单

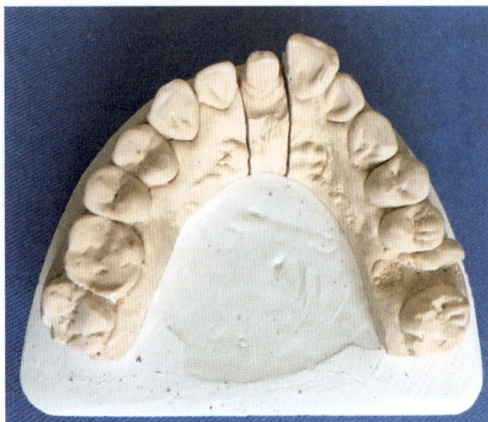

图 9-2 工作模型

记忆链接

1. **烤瓷熔附金属全冠** 也称金属烤瓷全冠或金瓷冠，是一种以瓷粉烧结熔附在金属基底上的金瓷结合全冠。兼有金属的强度和瓷的美观，是目前较为普遍使用的口腔固定修复体。

2. **前牙烤瓷熔附金属全冠的制作流程** 模型准备→制作基底冠→基底冠处理→遮色瓷层涂塑与烧结→颈部瓷涂塑与烧结→牙本质瓷层、切端瓷层和透明瓷层的涂塑与烧结→形态与咬合调整→染色上釉→打磨、抛光金属部分，完成修复体。

技术操作

一、目的

（1）学会制作烤瓷熔附金属全冠基底冠。

（2）学会烤瓷熔附金属全冠金属基底的处理。

（3）学会烤瓷熔附金属全冠各瓷层的涂塑。

二、操作规程

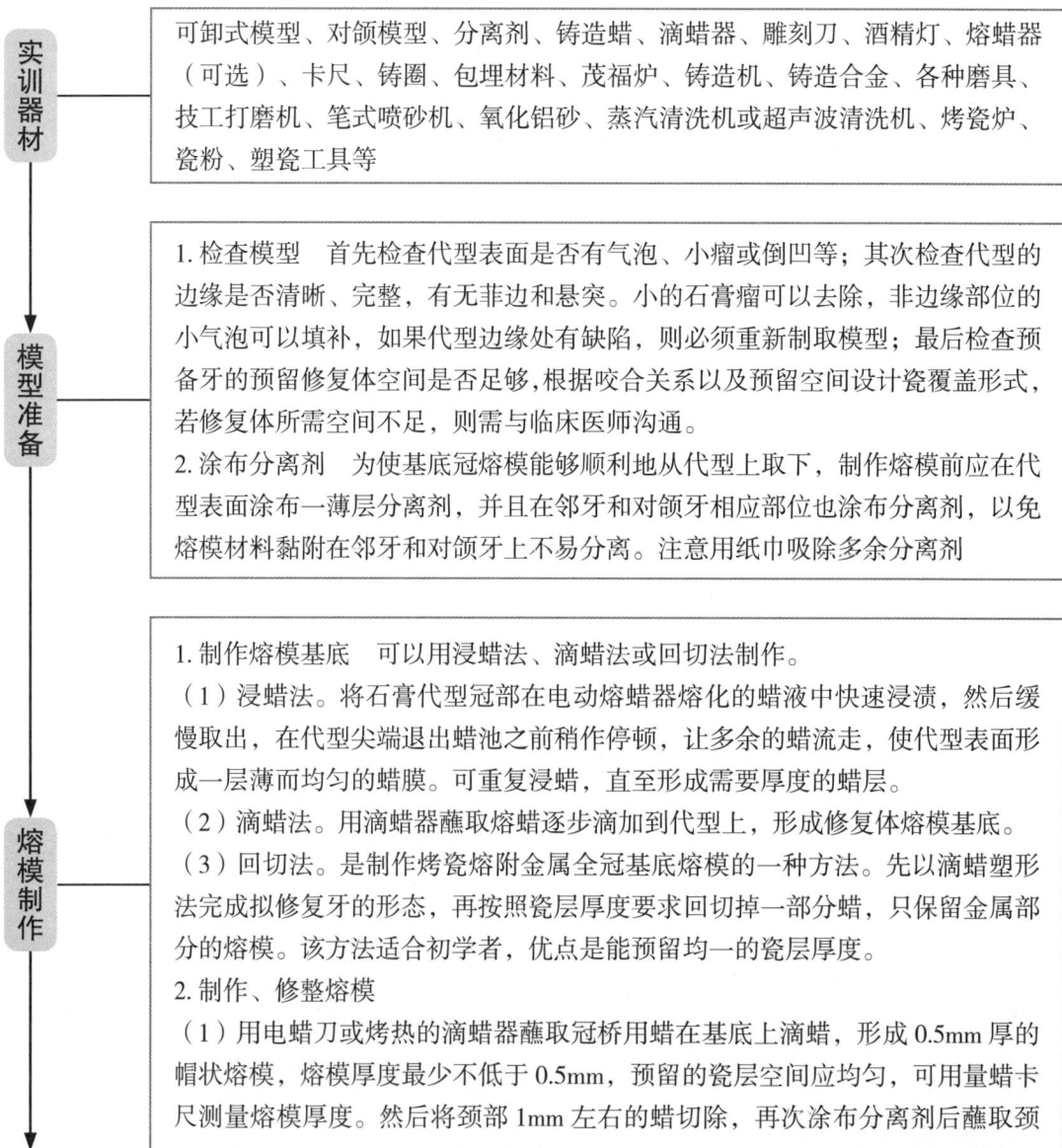

实训器材

可卸式模型、对颌模型、分离剂、铸造蜡、滴蜡器、雕刻刀、酒精灯、熔蜡器（可选）、卡尺、铸圈、包埋材料、茂福炉、铸造机、铸造合金、各种磨具、技工打磨机、笔式喷砂机、氧化铝砂、蒸汽清洗机或超声波清洗机、烤瓷炉、瓷粉、塑瓷工具等

模型准备

1. 检查模型　首先检查代型表面是否有气泡、小瘤或倒凹等；其次检查代型的边缘是否清晰、完整，有无菲边和悬突。小的石膏瘤可以去除，非边缘部位的小气泡可以填补，如果代型边缘处有缺陷，则必须重新制取模型；最后检查预备牙的预留修复体空间是否足够，根据咬合关系以及预留空间设计瓷覆盖形式，若修复体所需空间不足，则需与临床医师沟通。

2. 涂布分离剂　为使基底冠熔模能够顺利地从代型上取下，制作熔模前应在代型表面涂布一薄层分离剂，并且在邻牙和对颌牙相应部位也涂布分离剂，以免熔模材料黏附在邻牙和对颌牙上不易分离。注意用纸巾吸除多余分离剂

熔模制作

1. 制作熔模基底　可以用浸蜡法、滴蜡法或回切法制作。

（1）浸蜡法。将石膏代型冠部在电动熔蜡器熔化的蜡液中快速浸渍，然后缓慢取出，在代型尖端退出蜡池之前稍作停顿，让多余的蜡流走，使代型表面形成一层薄而均匀的蜡膜。可重复浸蜡，直至形成需要厚度的蜡层。

（2）滴蜡法。用滴蜡器蘸取熔蜡逐步滴加到代型上，形成修复体熔模基底。

（3）回切法。是制作烤瓷熔附金属全冠基底熔模的一种方法。先以滴蜡塑形法完成拟修复牙的形态，再按照瓷层厚度要求回切掉一部分蜡，只保留金属部分的熔模。该方法适合初学者，优点是能预留均一的瓷层厚度。

2. 制作、修整熔模

（1）用电蜡刀或烤热的滴蜡器蘸取冠桥用蜡在基底上滴蜡，形成 0.5mm 厚的帽状熔模，熔模厚度最少不低于 0.5mm，预留的瓷层空间应均匀，可用量蜡卡尺测量熔模厚度。然后将颈部 1mm 左右的蜡切除，再次涂布分离剂后蘸取颈

部蜡加在颈部边缘处，保证边缘的密合度，以使熔模颈部更密合，并向根方适当延伸；修整多余的蜡，将唇面及邻面瓷覆盖区域的金属基底熔模边缘修整为凹形，非瓷覆盖区域的边缘修整为刃状或羽状。

（2）熔模外形应与预备后的基牙解剖形态相协调；尽可能保证瓷层厚度一致；表面不能有锐边锐角，形成光滑的曲面，防止应力集中而导致瓷裂。

3. 形成金－瓷交界　在邻面邻接点舌侧 1mm，经舌侧至另一邻面邻接点舌侧 1mm 处制作金－瓷交界。形态要求为角度小于 90°，内交界线应圆钝以防止瓷裂，外交界线应较锐以避免显露遮色瓷，宽度约 0.5~1mm（图 9-3），以使金属与瓷呈对接形式。对于全瓷覆盖的设计，金－瓷交界应在颈部边缘，部分瓷覆盖则应根据咬合关系设计金－瓷交界的位置，无论哪种设计，金－瓷交界的位置均应避开咬合接触区。

4. 安插铸道　在熔模切端用直径 2.0~2.5mm 蜡线条安插铸道，与牙体长轴成 45°，长度 1.5~2.0mm（图 9-4）。

5. 检查熔模　将熔模小心地从代型上取下，检查组织面是否清晰完整，可以用量蜡卡尺检查熔模的厚度是否符合要求，熔模整体有无缺陷，若有，则须在代型上复位，仔细修复直至完好

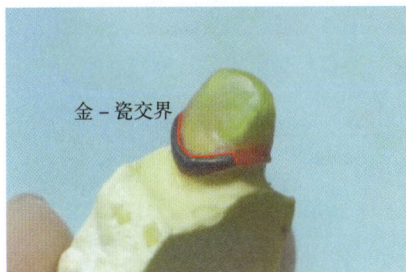

| 图 9-3　熔模金－瓷交界 | 图 9-4　安插铸道 |

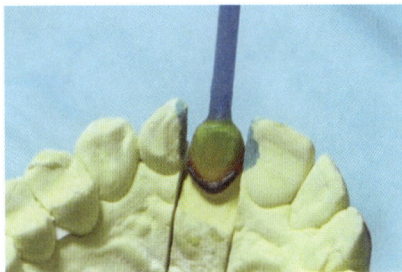

（左侧流程图标签）

熔模制作

熔模包埋

具体操作详见实训三第一部分

铸造

具体操作详见实训三第二部分

开圈、打磨、修整

1. 开圈、喷砂　铸型应自然冷却后小心去除铸圈和包埋材料，避免伤及铸件。喷砂清除铸件表面的包埋材料和氧化层，喷砂时要不断转动铸件，使各部分冲刷均匀。

2.试戴和粗磨铸件　用直径 3cm、厚度为 0.5mm 的切割砂片切除铸道，注意不要破坏铸件。仔细检查基底冠组织面有无金属小瘤。位于平面上的小瘤用直径 2mm 的球形钨钢磨头去除；位于点、线角上的小瘤用直径 1mm 的钨钢磨头或者尖细的金刚砂磨头去除。在代型上试戴，要求基底冠边缘与代型肩台完全密合、稳定不翘动。若试戴有阻力，切不可强行戴入，用高点指示剂仔细检查找到障碍点，进行调磨直至戴入。如果戴入困难，考虑可能是熔模变形或包埋材料与金属的膨胀和收缩比不合适，需要重新制作熔模。

3.修整金－瓷交界　将金－瓷交界处打磨修整平滑，内交界线应圆钝以防止瓷裂，外交界线应较锐与瓷呈对接形式，以避免显露遮色瓷，宽度 0.5~1mm（图 9-5）。

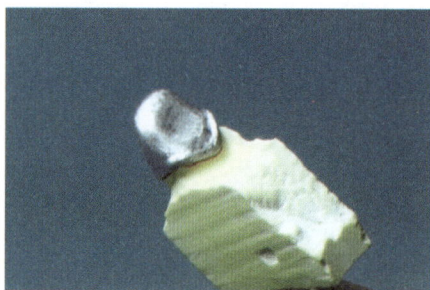

图 9-5　金属基底冠金－瓷交界

4.打磨修整基底冠瓷结合界面　将基底冠表面磨平并打磨光滑、平整，形成新鲜金属界面，不能有锐边锐角，用金属卡尺测量金属基底冠各部分厚度，贵金属基底厚度不低于 0.5mm，非贵金属基底厚度不低于 0.3mm。唇侧颈缘部应形成凹形，以保证颈 1/3 有足够的瓷层厚度。打磨时压力要轻，沿近远中方向进行，增强金瓷的结合以承受垂直咬合力；避免打磨的碎屑嵌入划痕。一般选用金刚砂磨头或钨钢磨头，最好选用钨钢磨头

1.喷砂、粗化　用粒度为 80~100 目的氧化铝砂进行喷砂粗化处理。使用笔式喷砂机，喷嘴距离基底冠表面约 10mm，并与表面成 45°，边转动边喷砂。喷砂压力为 0.4~0.6MPa（4~6bar）。

2.清洗　用蒸汽清洗机清洗基底冠，或置入无水酒精在超声波清洗机中清洗 3~5 分钟后用干净的镊子取出。

3.排气和预氧化　将清洗后的金属基底冠放在烤瓷炉炉膛口充分干燥后送入炉内，按照所用材料操作说明书的要求进行排气和预氧化。完成后取出冷却，不可用手或不洁之物接触，以免污染金属基底冠表面

瓷层涂塑与烧结

1. 遮色瓷层的涂塑与烧结　遮色瓷又称不透明瓷，其主要作用是与金属结合，同时遮住金属的颜色，形成金属烤瓷全冠的底色。常用的有粉剂型和糊剂型。使用时将粉剂型与专用液调成糊状，糊剂型可直接使用。

涂塑时以夹持器夹住基底冠金属边缘或夹持柄，用小毛笔将选定色号相应的遮色瓷糊剂均匀涂塑在金属基底上。常采用二次烧结法：第一层极薄地涂塑在金属基底表面，使遮色瓷糊剂与金属基底均匀紧密接触，可不必完全遮住金属的颜色，涂塑完成后按照材料要求的程序进行烧结；第二层要以最薄的厚度达到最佳的遮色效果，涂塑完成后再按照瓷粉要求的程序烧结。烧结后，若有金属颜色遮盖不全，还需再次涂塑遮色瓷，再次烧结。

2. 牙颈部瓷的涂塑与烧结　将烧结好遮色瓷的金属基底在代型上就位，润湿涂瓷界面。在颈 1/3 处涂塑相应色号的颈瓷，涂塑时由颈部向切端方向涂塑，并向根方延伸，形态为半个水滴状（图 9-6），由颈缘向切端方向逐渐移行。致密后从代型上取下，检查基底冠组织面是否有瓷泥存在，有则须用毛笔清除。涂塑完成后按照材料要求的程序烧结。

3. 牙本质瓷的涂塑与回切

（1）牙本质瓷涂塑。将烧结好牙颈部瓷的基底冠在牙列模型中的代型上完全就位，润湿涂瓷界面。将调和好的牙本质瓷泥用笔积法堆塑成形，所塑牙冠与最终修复体等大（图 9-7），切端略厚。进行瓷致密后吸去多余水分。

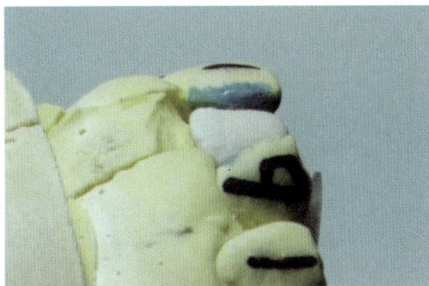

图 9-6　牙颈部瓷涂塑　　　　　图 9-7　牙本质瓷涂塑完成

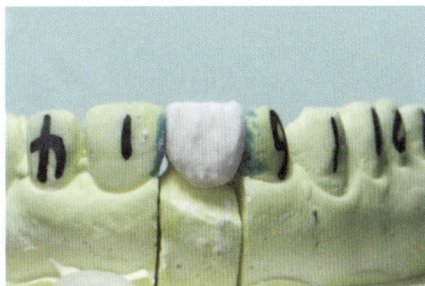

（2）牙本质瓷回切。牙本质瓷的回切是重要的一步，正确的回切可使修复体呈现出天然牙的色泽、立体感以及生动的层次感。

1）回切唇面。两步法，首先回切切 1/3，从切端唇舌向中线处沿唇面近远中向的弧度回切唇面切 1/3，再回切唇面中 1/3，均沿唇面近远中向的弧度进行，回切后用毛笔将回切刀的痕迹修抹圆钝，使回切面切龈向、近远中向均形成曲面（图 9-8）。

2）回切邻面。使回切后的牙冠与两侧邻牙分开。近中较直，远中较圆钝，注意保留唇舌向的弧度（图 9-9）。

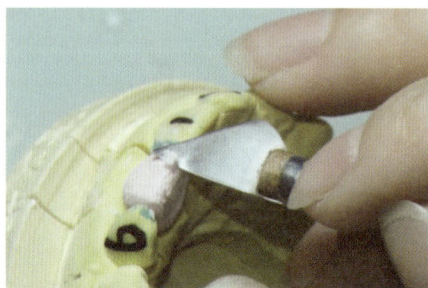

图 9-8　唇面回切

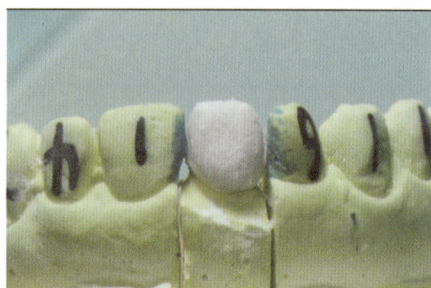

图 9-9　邻面回切

3）形成指状结构。指状结构是为了重现天然牙的发育沟与发育叶。应在牙本质瓷层内唇面切 1/3 形成开口向唇、切方向的 V 字形的沟，且由切端向根方逐渐变浅，切端呈现指状外观（图 9-10）。回切后用毛笔将回切刀的痕迹修抹圆钝。

4.切端瓷的涂塑　在牙本质瓷回切后的部位涂塑切端瓷，即在唇面和邻面填补牙本质瓷回切掉的部分，并在切端盖住牙本质瓷。涂塑后从唇面中 1/3 处向根方牙本质瓷上轻刷，使切端瓷由切端向根方方向由厚到薄逐渐移行，使修复体的色泽和透明度过渡自然。唇面涂塑完成后，进行瓷致密，吸去多余水分，注意致密过程中不可使瓷层移动。然后回切切端舌侧的牙本质瓷并涂塑切端瓷，以使修复体的切端有自然的半透明瓷包被效果。

5.透明瓷涂塑　完成切端瓷的涂塑后，用透明瓷覆盖整个唇面。因烤瓷材料烧结后有一定比例的收缩，塑瓷后的牙冠要比完成的拟修复的牙冠大 15%~20%（图 9-11）。同时舌切 1/3 处也应用透明瓷覆盖。唇舌面塑瓷完成后从代型上取下牙冠，在邻面接触区分层追加相应瓷层的瓷泥，形成牙冠的邻面（图9-12），再进行瓷致密和吸水。

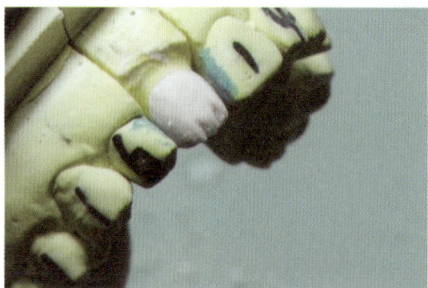

图 9-10　指状结构

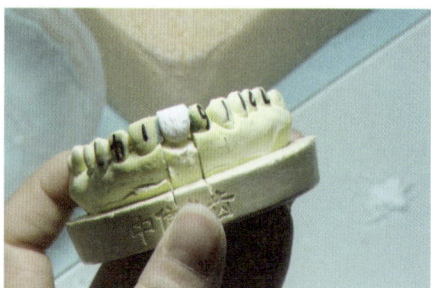

图 9-11　透明瓷涂塑完成

瓷层涂塑与烧结

瓷层涂塑与烧结

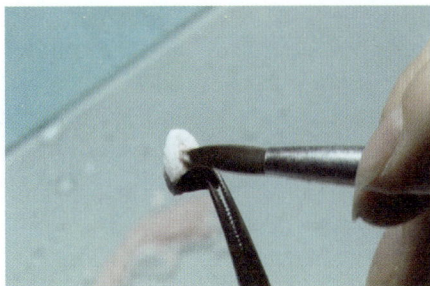

图 9-12　邻面涂塑

6. 烧结　检查塑瓷完成后的金属内冠组织面是否有瓷泥混入，若有，则用干净的毛笔进行清洁，避免瓷遗留影响修复体就位。然后可用软毛笔清洁瓷冠表面；最后按材料要求的程序干燥、烧结

试戴、调整、上釉完成修复体

烧结后自然冷却，在代型上就位。检查、调整烤瓷冠的近远中邻面接触点，调磨咬合高点，调整咬合关系；调整瓷牙外形与同名牙对称、与邻牙协调，调整细微结构；最后染色、上釉，完成修复体（图 9-13）

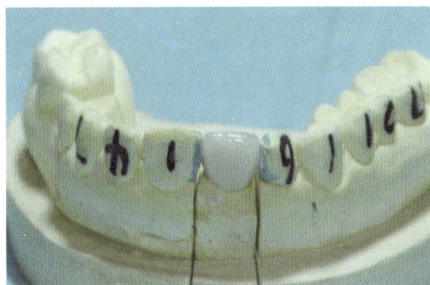

图 9-13　完成修复体

三、注意事项

（1）加蜡时温度不可过高，修改蜡型时，蜡刀应微热。

（2）熔模预留瓷层空间应均匀，避免熔模局部过薄，防止菲边出现。

（3）金瓷交界处应形成圆钝的肩台使金属与瓷呈对接形式，并避开咬合接触区。

（4）金属基底冠清洁取出后，不许再用不洁物体接触。

（5）各瓷层的烧结程序必须符合烤瓷材料的要求。

（6）各瓷层涂塑时涂瓷界面应湿润，两种瓷泥内所含的水分比例尽可能一致，避免瓷层混合。

（7）放入烤瓷炉内烧结之前应用干净的毛笔将基底冠组织面清洁干净，避免沾有瓷泥。

（8）进行瓷致密吸水时不得将涂塑好的瓷牙冠损坏，动作应轻柔，避免瓷冠变形。

（9）修磨烧结好的牙冠时，打磨机转速不可过高，避免导致瓷裂。

相关拓展

　　烤瓷熔附金属全冠兼具金属的强度和瓷的美观，是目前广泛应用的固定修复体。为使修复体能够重现天然牙生动的层次感、立体感和个性化的色泽，制作过程中常会采用染色的方法。染色分为外染色和内染色。外染色是在上釉时，使用外染色剂对烤瓷冠表面进行颜色修饰，可模仿天然牙上的白斑、棕黄色着色、牙隐裂的着色等；内染色可在遮色瓷层、牙本质瓷层、切端瓷层涂塑时进行，将内染色材料与相应瓷层的瓷粉混合调成瓷泥，比对天然牙的特殊颜色，在相应部位进行涂塑，使烧结出的烤瓷冠表面看到的特殊颜色仿佛是从天然牙的牙本质中透出的，具有更好的美观性。内染色要求技师具有高超的技艺，能够准确掌握不同颜色的染色瓷粉烧结后的特殊效果。

测试题

一、单选题

1. 透明瓷涂塑完成后的牙冠要比同名牙大（   ）

A. 10%~15%

B. 15%~20%

C. 20%~25%

D. 25%~30%

正确答案：B

答案解析：根据烤瓷材料烧结收缩的比例放大，目前使用的烤瓷材料收缩率多为15%~20%。

2. 烤瓷熔附金属全冠金属基底的厚度最少为（   ）

A. 0.1mm

B. 0.2mm

C. 0.3mm

D. 0.5mm

正确答案：C

答案解析：过薄会导致金属基底冠变形。

二、名词解释

烤瓷熔附金属全冠　烤瓷熔附金属全冠也称金属烤瓷全冠或金瓷冠，是一种以低温瓷粉烧结熔附在金属基底上的金瓷结合全冠。其兼有金属的强度和瓷的美观，是目前较为普遍使用的口腔固定修复体。

三、简答题

1. 瓷涂塑前金属基底表面的处理步骤有哪些？

答：（1）金属基底的打磨修形。

（2）粗化处理。

（3）清洁。

（4）排气和预氧化。

2．简述牙本质瓷的回切方法和步骤。

答：（1）唇面回切。分两步为唇面切 1/3 的回切和中 1/3 的回切。

（2）邻面回切。近中邻面和远中邻面。

（3）指状结构的形成。

（4）舌面的回切。应在唇面切端瓷和透明瓷回填后进行。

（蒋　菁）

实训十

后牙烤瓷熔附金属全冠制作

案例导入

义齿设计单见图 10-1。要求 46 烤瓷熔附金属全冠修复，并附带工作模型（图 10-2）和对颌模型。应该如何完成修复体制作任务？

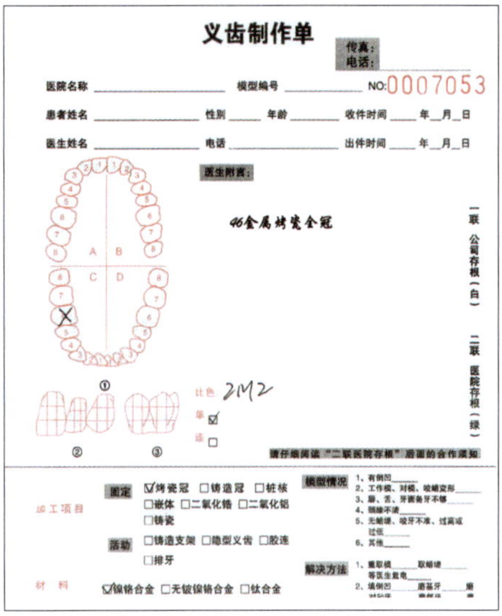

图 10-1　义齿设计单

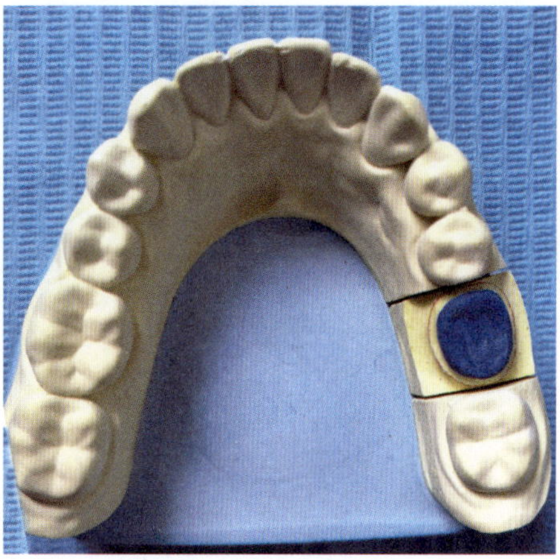

图 10-2　工作模型

记忆链接

1. **烤瓷熔附金属全冠的定义**　烤瓷熔附金属全冠也称金属烤瓷全冠或金瓷冠，是一种以瓷粉烧结熔附在金属基底上的金瓷结合全冠。兼具金属的强度和瓷的美观，是目前较为普遍使用的口腔固定修复体。

2. **烤瓷熔附金属全冠的制作流程**　模型准备→制作基底冠→基底冠处理→遮色瓷层涂塑与烧结→颈部瓷涂塑与烧结→牙本质瓷层、切端瓷层和透明瓷层的涂塑与烧结→形态与咬合调整→染色上釉→打磨、抛光金属部分，完成修复体。

3. **后牙烤瓷熔附金属全冠的制作流程**　模型准备→制作基底冠→基底冠处理→遮色瓷层涂塑与烧结→牙本质瓷层、切端瓷层和透明瓷层的涂塑与烧结→形态与咬合调整→染色上釉→打磨、抛光金属部分，完成修复体。

技术操作

一、目的

（1）学会烤瓷熔附金属全冠的熔模制作方法及操作步骤。

（2）学会瓷筑塑的方法。

（3）学会烤瓷炉的保养和使用方法。

二、操作规程

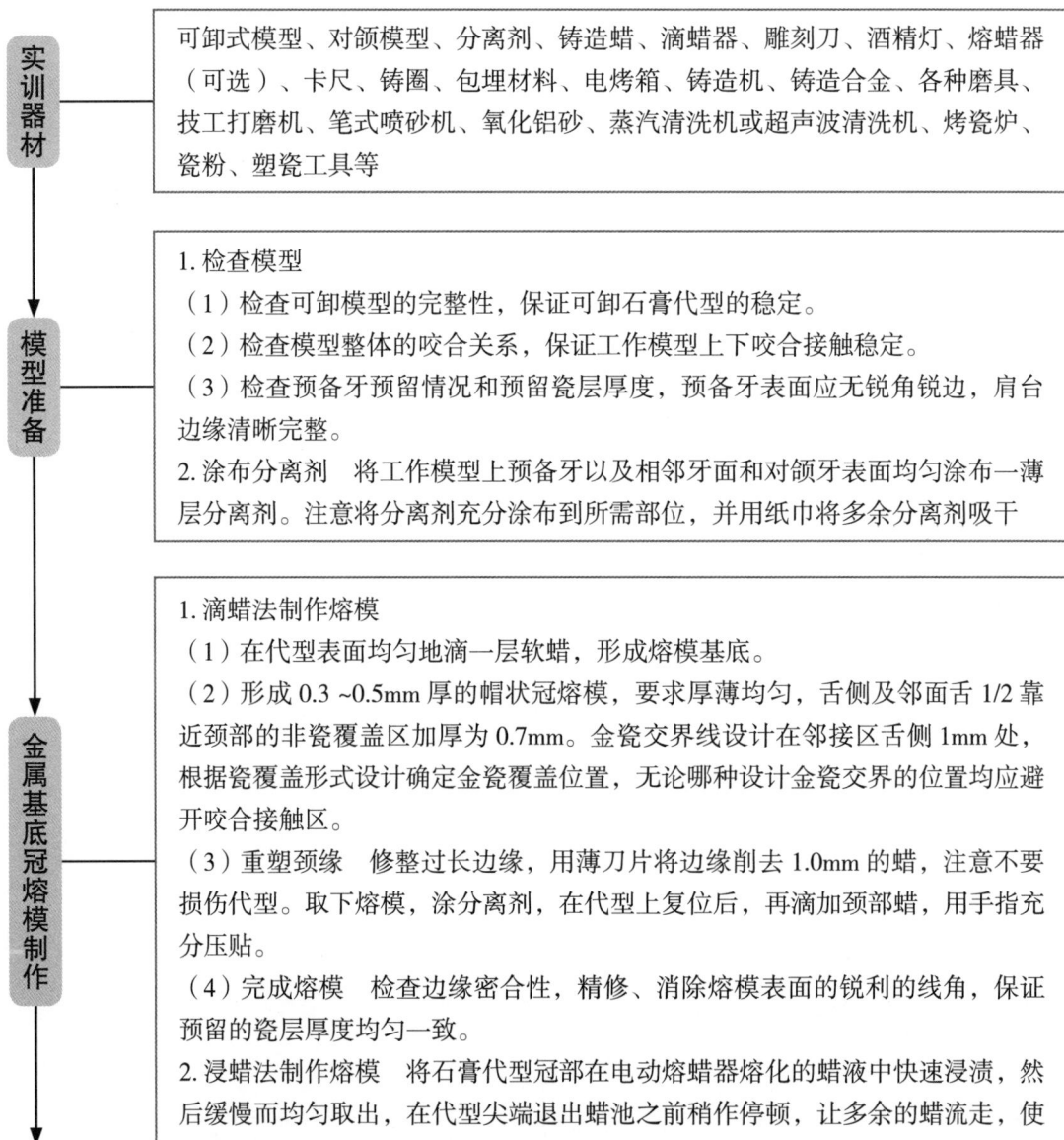

实训器材

可卸式模型、对颌模型、分离剂、铸造蜡、滴蜡器、雕刻刀、酒精灯、熔蜡器（可选）、卡尺、铸圈、包埋材料、电烤箱、铸造机、铸造合金、各种磨具、技工打磨机、笔式喷砂机、氧化铝砂、蒸汽清洗机或超声波清洗机、烤瓷炉、瓷粉、塑瓷工具等

模型准备

1. 检查模型

（1）检查可卸模型的完整性，保证可卸石膏代型的稳定。

（2）检查模型整体的咬合关系，保证工作模型上下咬合接触稳定。

（3）检查预备牙预留情况和预留瓷层厚度，预备牙表面应无锐角锐边，肩台边缘清晰完整。

2. 涂布分离剂　将工作模型上预备牙以及相邻牙面和对颌牙表面均匀涂布一薄层分离剂。注意将分离剂充分涂布到所需部位，并用纸巾将多余分离剂吸干

金属基底冠熔模制作

1. 滴蜡法制作熔模

（1）在代型表面均匀地滴一层软蜡，形成熔模基底。

（2）形成 0.3 ~0.5mm 厚的帽状冠熔模，要求厚薄均匀，舌侧及邻面舌 1/2 靠近颈部的非瓷覆盖区加厚为 0.7mm。金瓷交界线设计在邻接区舌侧 1mm 处，根据瓷覆盖形式设计确定金瓷覆盖位置，无论哪种设计金瓷交界的位置均应避开咬合接触区。

（3）重塑颈缘　修整过长边缘，用薄刀片将边缘削去 1.0mm 的蜡，注意不要损伤代型。取下熔模，涂分离剂，在代型上复位后，再滴加颈部蜡，用手指充分压贴。

（4）完成熔模　检查边缘密合性，精修、消除熔模表面的锐利的线角，保证预留的瓷层厚度均匀一致。

2. 浸蜡法制作熔模　将石膏代型冠部在电动熔蜡器熔化的蜡液中快速浸渍，然后缓慢而均匀取出，在代型尖端退出蜡池之前稍作停顿，让多余的蜡流走，使

金属基底冠熔模制作	代型表面形成一层薄而均匀的蜡膜，可重复浸蜡，直至形成需要厚度的蜡层。再使用嵌体蜡，按要求完成熔模。 3. 安插铸道　将熔模准确复位，用直径 2.0~2.5mm 的蜡线在颊侧近𬌗缘处安插铸道，与牙体长轴约成 45°，在距离熔模 1.5~2.0mm 处的铸道上设置直径不小于 5mm 的储金球
熔模包埋	见实训三第一部分
铸造	见实训三第二部分
开圈、打磨抛光	（1）铸件冷却后，用喷砂机清除包埋材料。切断铸道并磨平残端。 （2）将金属基底冠戴入预备牙石膏代型上，如有障碍可适当调磨。 （3）用金属卡尺测量金属基底冠各部分厚度，最薄处不低于 0.3mm
金属基底冠瓷结合面的处理	1. 喷砂、粗化　用 80~100 目的氧化铝砂进行喷砂粗化处理。使用笔式喷砂机，喷嘴距离基底冠表面约 10mm，并与表面成 45°，边转动边喷砂。喷砂压力为 0.4~0.6MPa（4~6bar）。 2. 清洗　用蒸汽清洗机清洗基底冠，或置入无水酒精在超声波清洗机中清洗 3~5 分钟后用干净的镊子取出。 3. 排气和预氧化　将清洗后的金属基底放在烤瓷炉炉膛口充分干燥后送入炉内，按照所用材料操作说明书的要求进行排气和预氧化。完成后取出冷却，不可用手或不洁之物接触，以免污染金属基底冠表面
瓷层涂塑与烧结	1. 遮色瓷层的涂塑与烧结 （1）根据所选牙色选择遮色瓷，遮色瓷有粉剂和膏剂两种。膏剂可以直接使用，粉剂要用专用液调成糊状。可振动玻璃板去除其中气泡并用面巾纸拭去多余水分。 （2）夹住夹持柄，在涂塑遮色瓷前将金属基底表面润湿，然后用笔积法将瓷泥涂布在金属基底冠表面。注意必须用笔尖来完成此项操作。 （3）用堆瓷笔杆或利用器械柄的螺纹，在夹持金属基底冠的夹持器上产生轻度振荡，使水分从瓷泥中溢出，用纸巾吸去多余水分，反复操作几次后用毛笔

将表面刷平滑。

（4）将涂有不透明瓷层的金属基底冠放在烘烤盘支架上，移至烤瓷炉门口充分干燥。

（5）放入真空烤瓷炉内烧结，冷却至适当温度后取出。

（6）检查遮色效果，遮色瓷在金属基底表面烧结后的厚度一般为 0.2~0.3mm，遮色糊剂一般厚度为 0.15mm，如颜色欠佳可重复一次上述操作步骤，但不得过厚，如正常厚度内遮色瓷遮盖效果不佳，可以考虑更换更具遮盖力的遮色瓷（图 10-3）。

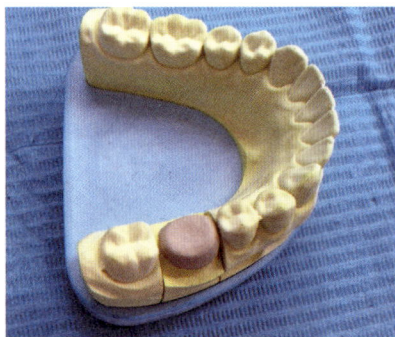

图 10-3　涂布遮色瓷

2. 牙本质瓷层涂塑

（1）将熔附有遮色瓷层的金属基底冠戴入牙列模型中预备牙代型上。

（2）取适量与遮色瓷颜色相配的牙本质瓷粉置于玻璃板上，用专用液调成糊状。

（3）润湿涂瓷界面，用毛笔在不透明瓷层上涂塑牙本质瓷，先从牙颈部开始，逐层进行，操作中随时用振动法致密瓷泥使水分溢出，并用纸巾吸去。牙本质瓷涂塑后，其外形与实际牙冠外形大小一致（图 10-4）。

3. 牙本质瓷回切　根据同名牙的解剖形态，回切、雕刻其外形。

（1）颊舌侧𬌗 1/3 的切削。从𬌗缘向𬌗 1/3 处切削，𬌗缘切削量为 1mm，向𬌗 1/3 处逐渐减少切削量，向颈中移行。

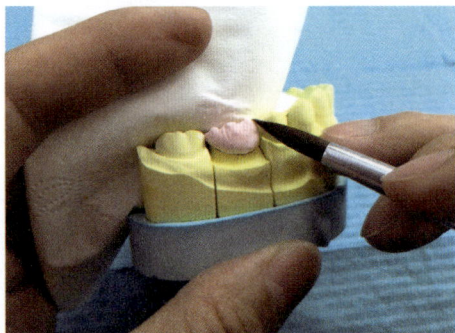

图 10-4　牙本质瓷涂塑

（2）邻接面的切削。从殆缘切削至邻接区处（图10-5）。

4. 切端瓷层涂塑 取适量适合的切端瓷粉调成瓷泥，涂塑在上述回切面上，并轻轻振动、吸水，初步形成牙体基本形态（图10-6）。

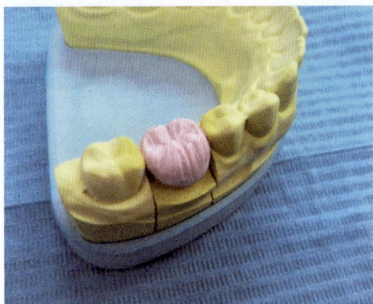

图 10-5 牙本质瓷回切形成指状沟

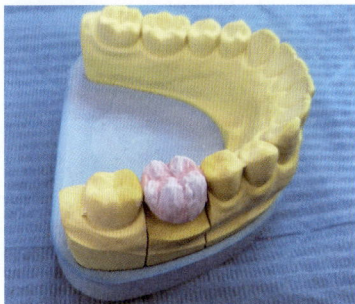

图 10-6 切端瓷涂塑

5. 透明瓷涂塑 用毛笔将少量透明瓷从殆面向颈部方向在牙本质瓷和切端瓷上移行涂塑。将石膏代型连同涂塑有牙本质瓷层、切端瓷层和透明瓷层的牙冠一起从模型上取下，在邻面逐层适量追加瓷泥。此时，牙冠形态要比正常大15%~20%，以补偿烧结时的收缩（图10-7）。

6. 瓷致密 轻轻振动使瓷致密，并吸去多余水分，取下瓷冠用干净毛笔清洁金属基底冠组织面，避免瓷遗留影响修复体就位，然后小心放在烘烤盘支架上，并移至真空烤瓷炉炉膛旁充分烘干。（图10-8）

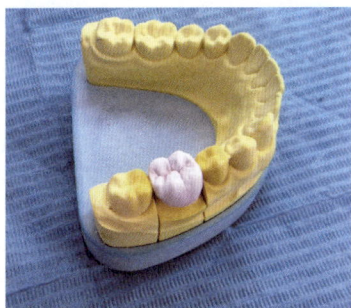

图 10-7 透明瓷涂塑

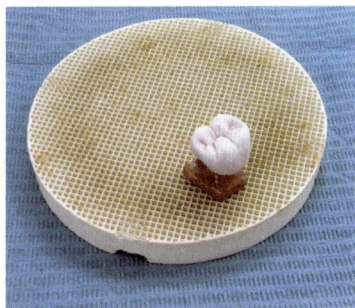

图 10-8 按要求干燥预热

7. 烧结熔附 放入真空烤瓷炉内烧结（按照烤瓷及瓷粉的操作说明来调节程序），烧结程序完成后，烤瓷修复体缓慢冷却至室温，形成烤瓷熔附金属修复体的雏形（图10-9）

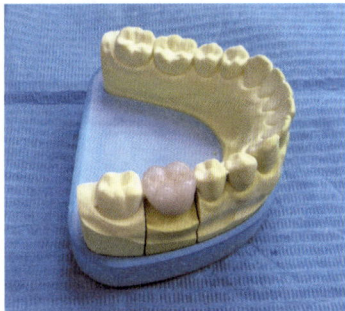

图 10-9 烧结完成

瓷层涂塑与烧结

<table>
<tr><td>试戴、修整</td><td>

1.试戴、就位 烧结完成后，在室温下自然冷却，然后在石膏代型的预备牙上试戴，检查冠与预备牙边缘是否密合，再检查修整邻接关系（图10-10）。

2.调整咬合关系 用咬合纸检查正中咬合时的咬合高点，用磨头调磨，直至正中咬合时无高点，非正中咬合时无𬌗干扰。根据牙体解剖形态修整外形，将𬌗面窝沟结构打磨清晰、顺畅

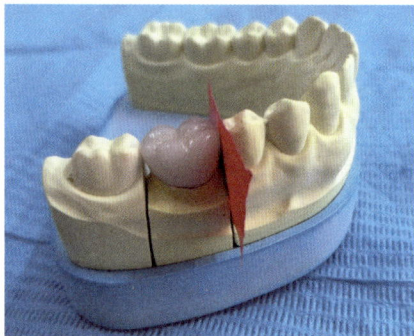

图 10-10　检查修复体邻面接触关系

</td></tr>
</table>

<table>
<tr><td>染色、上釉</td><td>

（1）将修整完成的瓷冠进行高压蒸汽清洗或超声波清洗 3~5 分钟。

（2）根据邻牙、同名牙色泽特征，可用烤瓷颜料进行染色，然后在冠的表面上均匀地涂一层透明的釉层瓷浆（图10-11）。

（3）干燥后放在烘烤盘上送入真空烤瓷炉烧结（按照烤瓷炉及瓷粉的操作说明来调节程序），完成后室温下冷却（图10-12）

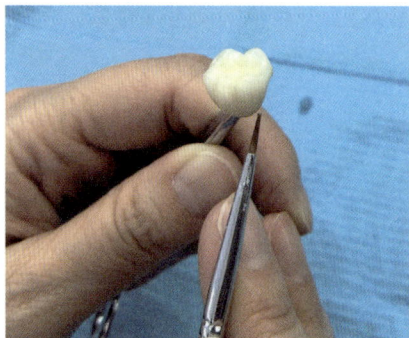

图 10-11　染色上釉

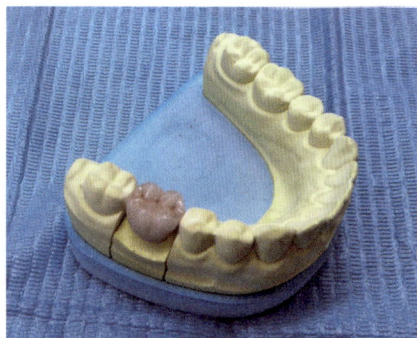

图 10-12　修复体最终烧结完成

</td></tr>
</table>

<table>
<tr><td>打磨抛光</td><td>

将冠内组织面进行喷砂处理，去除冠内氧化层。磨除舌面夹持柄，对舌侧颈缘部分的金属按常规进行打磨抛光。最后进行高压蒸汽清洗，即完成金属烤瓷全冠的制作

</td></tr>
</table>

三、注意事项

（1）金属基底冠喷砂时，要不断转动铸件，使各面冲刷均匀。

（2）经过清洗后的金属基底冠不能直接用手拿或放在不清洁桌面上，以防受到污染。

（3）在瓷涂塑时，要防止瓷粉以及涂瓷用品等受污染。在瓷涂塑过程中要注意必须涂塑出正确的各层构造，另外还需要随时振动，以排出气泡和水分。

（4）涂好牙本质瓷层后，在涂塑切端瓷和透明瓷之前，适当振动牙本质瓷控制水分与后续瓷泥水分保持一致，以免瓷粉互相混杂，造成层次不清，影响色泽。涂塑时笔上含水要与瓷泥水分一致，便于瓷泥掬塑成形。

（5）烧结前应充分干燥瓷层，另外还要注意清洁金属基底冠组织面内的杂质。烧结牙本质瓷时，要防止振动烤瓷炉。烧结次数不宜过多，否则会影响色泽，还会增加瓷裂的可能性。烧结完成后，应在室温内缓慢冷却。

（6）用砂石磨改金属烤瓷冠时，要低速、轻压，避免过热发生瓷裂。

相关拓展

　　临床选色和比色的准确性，是保证烤瓷冠颜色再现的重要基础。目前临床一般通过医师提供患者口内的照片，为烤瓷冠制作时色彩再现提供参考；有条件的还可以请技师为患者直接选色和比色。技师熟悉所使用的瓷粉不同的颜色效果和性能，可以使用牙本质瓷粉、切端瓷粉、各种颜色效果瓷粉、内外染色等瓷粉的比色板，即技师比色板，进行照片或临床口内直接比对，从而能够更加有效地应用和患者接近的瓷粉，来模拟再现患者天然牙的个性色彩。

测试题

一、单选题

1. 烤瓷材料与合金起主要作用的结合方式是（　　）

A. 化学结合

B. 机械结合

C. 范德华力

D. 压缩结合

E. 物理结合

正确答案： A

答案解析： 记忆题。

2. 金属基底上瓷前预氧化的目的是（　　）

A. 增强机械结合力

B. 增强化学结合力

C. 增强范德华力

D. 压缩结合

E. 增强物理结合力

正确答案： B

答案解析： 金属基底通过表面预氧化在界面形成一层氧化膜，该氧化膜与瓷形成很强的化学结合。

3. 遮色瓷在金属表面烧结后的厚度一般为（　　）

A. 0.1mm

B. 0.2mm

C. 0.3mm

D. 0.4mm

E. 0.5mm

正确答案： B

答案解析： 记忆题。

4. 常用的瓷涂塑方法有（　　）

A. 笔积法

B. 调拌法

C. 调刀法

D. 选项 A+ 选项 C

E. 选项 A+ 选项 B

正确答案：D

答案解析：记忆题。

二、简答题

简述瓷涂塑的注意事项。

答：在瓷涂塑时，要防止瓷粉以及涂瓷用品等受污染。在瓷涂塑过程中要注意必须涂塑出正确的各层构造，还需要随时振动，以排出气泡和水分。涂好牙本质瓷层后，在涂塑切端瓷和透明瓷之前，适当振动牙本质瓷控制水分与后续瓷泥水分保持一致，以免瓷粉互相混杂，造成层次不清，影响色泽。涂塑时笔上含水要与瓷泥水分一致，使其掏塑成形。应严格按照烤瓷烧结程序进行操作，不得随意改变。

（戎志静）

实训十一

铸瓷邻殆嵌体制作

扫描二维码，观看操作视频

案例导入

图 11-1 为来自口腔修复临床的义齿设计单。要求 26 铸瓷邻骀嵌体修复，并附带工作模型（图 11-2）和对颌模型。应该如何完成修复体制作任务？

图 11-1　义齿设计单

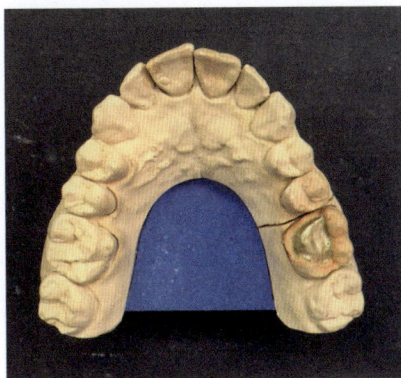

图 11-2　工作模型

记忆链接

1.嵌体的定义　嵌体是镶嵌在牙冠内部用以恢复缺损牙的形态与功能的修复体。

2.铸瓷嵌体的定义　通过制作可卸式模型并在模型上制作蜡型，再进行铸瓷的铸压、打磨、上釉完成的嵌体。

3.铸瓷嵌体的制作流程　制作可卸式模型→修整代型→制作蜡型→包埋、铸造→开圈、打磨→试戴、上釉、染色完成。

技术操作

一、目的

（1）学会检查预备牙代型。

（2）学会铸瓷嵌体熔模制作、安插铸道的方法。

（3）学会铸瓷蜡熔模的包埋、压铸、去除包埋材料和反应层的方法。

（4）学会铸瓷嵌体试戴、打磨及染色上釉的方法

二、操作规程

实训器材

1. 设备 真空搅拌机、振荡器、电烤箱、铸瓷－烤瓷一体炉、技工打磨机
2. 器材 酒精灯、滴蜡器、雕刻刀、橡胶铸圈、底座、铸道角度测量尺、调拌刀、真空搅拌罐、切割砂片、各种磨头、比色板、釉粉、釉液、上釉毛笔等

模型准备

1. 检查模型
（1）检查工作模型和对颌模型的完整性，预备牙形态应完整无缺陷。
（2）检查模型整体的咬合关系，保证工作模型整体咬合接触稳定。
（3）检查基牙预备情况和预留铸瓷嵌体厚度，嵌体形态符合固位形和抗力形的要求，无倒凹且肩台边缘清晰完整，铸瓷嵌体修复空间应不少于1mm。
2. 涂布间隙剂 预备牙代型表面涂2或3层间隙剂，至肩台边缘。
3. 涂布分离剂 在预备牙代型表面涂一层分离剂，便于熔模和预备牙代型分离，分离剂涂布要求均匀、尽量薄，同时在邻牙和对颌牙的表面也要涂一层分离剂，以免熔模和石膏表面粘连。如果分离剂涂抹过多，可用纸巾擦除

熔模制作

1. 形成熔模基底 使用颈缘蜡，采用滴蜡法在预备牙代型嵌体区域表面均匀覆盖一层蜡基底，在颈缘蜡凝固前，用手指轻轻按压，以保证颈缘蜡与预备牙代型密贴，熔模基底厚度控制在0.3~0.5mm，蜡基底与边缘线高度密贴；边缘线外无多余蜡。
2. 滴蜡塑形 将滴蜡器加热到适当温度蘸取适量的嵌体蜡，加热使之有适当的流动性，在𬌗架上恢复正中𬌗位的功能牙尖蜡锥，并与对颌牙形成咬合接触。恢复与邻牙的邻接关系，形成边缘嵴，恢复咬合面功能牙尖三角嵴、非功能牙尖三角嵴，形成𬌗面形态，恢复功能牙尖轴面形态。取下预备牙代型，恢复与邻牙的邻面接触区，形成正确的颊外展隙、舌外展隙、𬌗外展隙、邻间隙形态，防止食物嵌塞，利于食物排溢，维护牙龈健康。
3. 边缘线检查 在放大镜下检查预备牙代型边缘线处的熔模，如有多余的蜡，注意将雕刻刀略微加热，由内向外轻轻刮除，防止蜡熔模变形；保证蜡熔模边缘与预备牙代型肩台、边缘线长短一致、密贴。
4. 熔模检查 熔模代型复位到模型上，分别用红色、蓝色、绿色咬合纸检查正中咬合、侧方咬合及前伸咬合关系，用绿色咬合纸检查邻接关系，检查各轴面外形与邻牙的协调性；要求熔模表面光滑完整。

5. 安插铸道　铸道直径 2.5~3mm、长 3~8mm，铸道安插在熔模最厚的部位，安插方向与铸瓷材料流入方向一致，以保证铸瓷材料的注入。铸道和包埋底座的角度在 45°~60°（图 11-3），熔模和铸道的总长度不超过 16mm，铸道连接处光滑圆钝，无锐边锐角。需要注意：为保证铸瓷的成功，单个熔模须在铸座上多安插一根铸道，但不与熔模相连接；熔模距铸圈内侧壁和铸圈顶的距离保证 10mm（图 11-4）

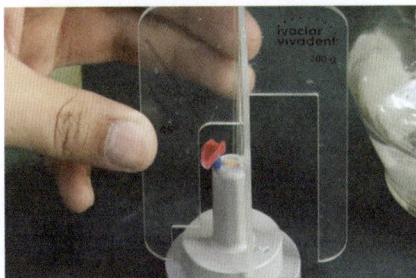

图 11-3　安插铸道角度　　　　　　图 11-4　单个熔模安插铸道要求

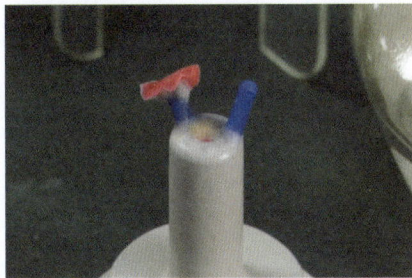

1. 包埋准备　准备 14ml 包埋专用液和 13ml 蒸馏、100g 快速包埋粉；先将包埋专用液和蒸馏水倒入真空罐内，混合均匀后，放入包埋粉，手动调拌 30 秒，使粉、液充分混合后，再真空调拌 150 秒。按照包埋材料说明书，根据修复体种类调整包埋液稀释比例。

2. 包埋　将铸圈置于振荡器上，使用毛刷或软质工具将包埋材料糊剂小心注入蜡熔模内，确保熔模表面无气泡，然后将包埋材料糊剂快速注入橡胶铸圈内，在注入到接近蜡熔模时，需缓慢注入，确保其不在熔模表面产生气泡，保证形态完整

1. 烘烤、焙烧铸型　快速包埋材料经过 45~60 分钟充分硬固后，去除表面橡胶圈和底座，将铸型直接放入 850℃的烤箱内，铸道口朝下摆放，焙烧 45~60 分钟。根据包埋材料的要求焙烧铸型。

2. 压铸　压铸前准备颜色、重量合适的瓷块；准备一个氧化铝推杆并涂抹分离剂，开启铸瓷炉进行设备自检和预热，设定压铸程序。预热结束后，取出铸型迅速将室温的瓷块放入热的铸型铸道口内，注意瓷块颜色标记面朝上，再次确认瓷块颜色；然后将涂有分离剂的室温氧化铝推杆放在铸道口的瓷块上，随即迅速将铸型放入铸瓷炉中央，按下 START 键开启所选程序。注意压铸操作过程要在 30 秒内完成，防止压铸温度下降过快，影响压铸成功率。压铸完成后，将铸型取出在室温下自然冷却，禁止用风冷或水冷的方式给铸型降温，避免瓷裂

熔模制作

熔模包埋

烘焙、压铸

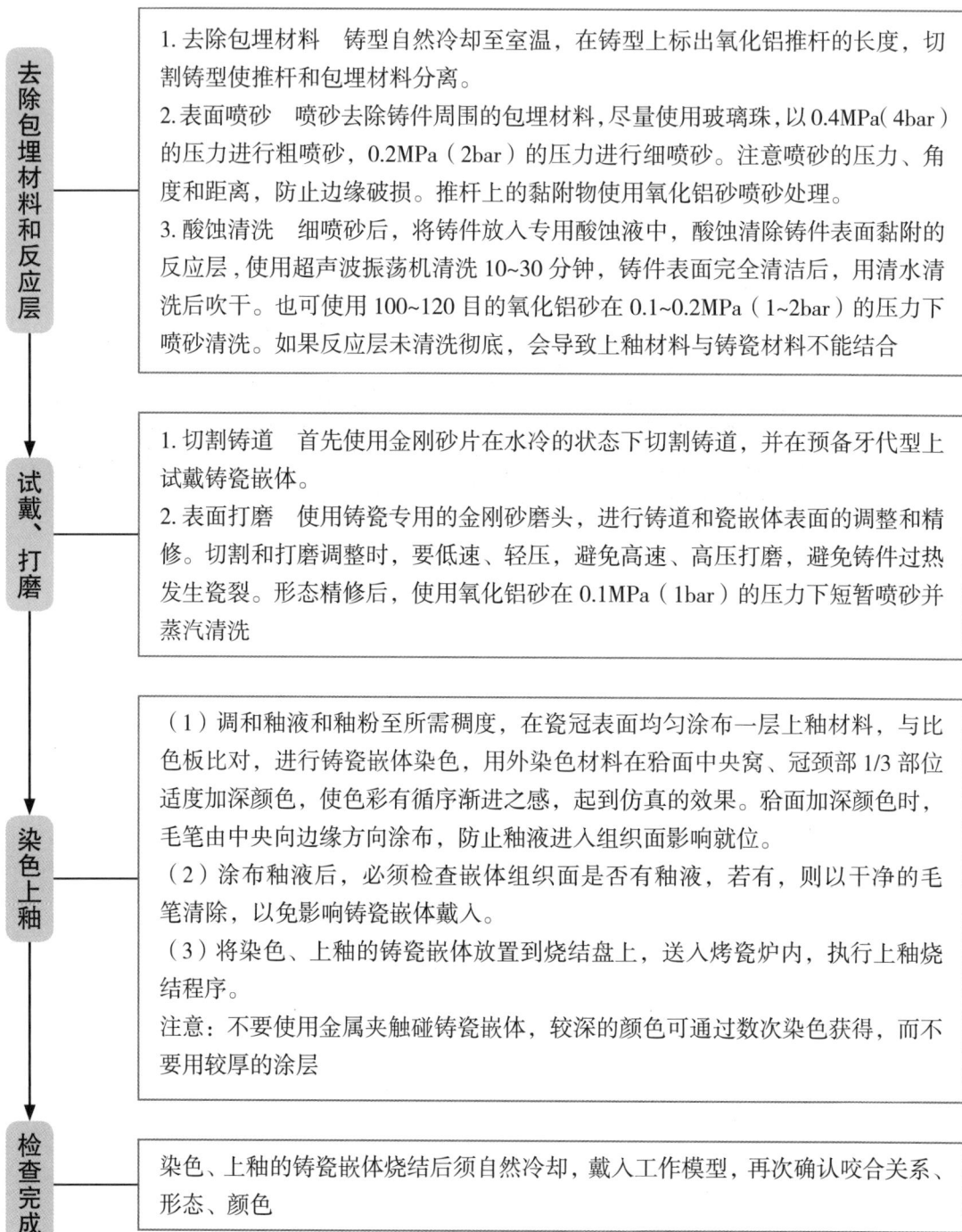

去除包埋材料和反应层	1. 去除包埋材料 铸型自然冷却至室温，在铸型上标出氧化铝推杆的长度，切割铸型使推杆和包埋材料分离。 2. 表面喷砂 喷砂去除铸件周围的包埋材料，尽量使用玻璃珠，以0.4MPa（4bar）的压力进行粗喷砂，0.2MPa（2bar）的压力进行细喷砂。注意喷砂的压力、角度和距离，防止边缘破损。推杆上的黏附物使用氧化铝砂喷砂处理。 3. 酸蚀清洗 细喷砂后，将铸件放入专用酸蚀液中，酸蚀清除铸件表面黏附的反应层，使用超声波振荡机清洗10~30分钟，铸件表面完全清洁后，用清水清洗后吹干。也可使用100~120目的氧化铝砂在0.1~0.2MPa（1~2bar）的压力下喷砂清洗。如果反应层未清洗彻底，会导致上釉材料与铸瓷材料不能结合
试戴、打磨	1. 切割铸道 首先使用金刚砂片在水冷的状态下切割铸道，并在预备牙代型上试戴铸瓷嵌体。 2. 表面打磨 使用铸瓷专用的金刚砂磨头，进行铸道和瓷嵌体表面的调整和精修。切割和打磨调整时，要低速、轻压，避免高速、高压打磨，避免铸件过热发生瓷裂。形态精修后，使用氧化铝砂在0.1MPa（1bar）的压力下短暂喷砂并蒸汽清洗
染色上釉	（1）调和釉液和釉粉至所需稠度，在瓷冠表面均匀涂布一层上釉材料，与比色板比对，进行铸瓷嵌体染色，用外染色材料在𬌗面中央窝、冠颈部1/3部位适度加深颜色，使色彩有循序渐进之感，起到仿真的效果。𬌗面加深颜色时，毛笔由中央向边缘方向涂布，防止釉液进入组织面影响就位。 （2）涂布釉液后，必须检查嵌体组织面是否有釉液，若有，则以干净的毛笔清除，以免影响铸瓷嵌体戴入。 （3）将染色、上釉的铸瓷嵌体放置到烧结盘上，送入烤瓷炉内，执行上釉烧结程序。 注意：不要使用金属夹触碰铸瓷嵌体，较深的颜色可通过数次染色获得，而不要用较厚的涂层
检查完成	染色、上釉的铸瓷嵌体烧结后须自然冷却，戴入工作模型，再次确认咬合关系、形态、颜色

三、注意事项

（1）铸瓷嵌体修复空间应保证在1mm以上，预备牙代型无倒凹且肩台边缘清晰完整。

（2）预备牙代型表面不能有气泡、小瘤，肩台边缘清晰完整，无菲边和悬突，如果有缺陷必须重新制取工作模型，预备牙代型复位到模型上要稳定。

（3）为保证修复体的密合，分离剂涂布要求均匀、尽量薄。

（4）制作熔模封闭边缘时，保证颈缘蜡与预备牙代型密贴，并与边缘线长短一致。

（5）熔模铸道直径 2.5~3mm、长 3~8mm，安插在熔模最厚的部位，方向与铸瓷材料流入方向一致，铸道和包埋底座的角度在 45°~60°，熔模和铸道的总长度不超过 16mm，铸道连接处光滑圆钝，无锐边锐角。

（6）按照包埋材料说明书，根据修复体种类调整包埋液稀释比例，包埋时确保熔模表面无气泡，保证形态完整。

（7）压铸前氧化铝推杆涂抹分离剂，压铸操作过程要在 30 秒内完成，防止铸型温度下降过快，影响压铸成功率。

（8）压铸完成后铸型在室温下自然冷却，禁止用风冷或水冷的方式给铸型降温，避免瓷裂。

（9）喷砂去除铸件表面包埋材料，注意喷砂的压力、角度和距离，防止边缘破损。

（10）酸蚀清除铸件表面的黏附反应层，如果未清洗彻底，会导致上釉材料与铸瓷材料不能结合。

（11）切割和打磨铸瓷嵌体时，要低速、轻压，避免铸件急速产热发生瓷裂。

（12）不要使用金属夹触碰铸瓷嵌体，涂布釉液后，检查嵌体组织面不能有釉液。

相关拓展

　　铸瓷是制作嵌体材料中的一种，具有较理想的美学效果；目前，椅旁口内扫描即刻 CAM 切削制作全瓷嵌体也是常用方法；瓷填料的复合树脂亦称聚合瓷，也是制作嵌体的一种常用材料。铸造贵金属嵌体具有高度的密合性和延展性，是嵌体修复的传统方式，能较好地恢复咬合功能，但因其金属的颜色影响了美学效果。不同嵌体材料，牙体预备的洞型也有不同的要求。医师和技师同样有必要了解和掌握不同嵌体材料的性能和特点。

测试题

一、单选题

1. 嵌体形态符合固位形和抗力形的要求，无倒凹且肩台边缘清晰完整，铸瓷嵌体修复空间应不少于（　　）

A. 0.5mm

B. 1mm

C. 1.5mm

D. 2mm

E. 以上都可以

正确答案：B

答案解析：记忆题。

2. 铸道和包埋底座的角度在45°~60°，熔模和铸道总的长度不超过（　　），铸道连接处光滑圆钝，无锐边锐角。

A. 9~10mm

B. 11~12mm

C. 13~14mm

D. 15~16mm

E. 以上都不正确

正确答案：D

答案解析：记忆题。

3. 铸瓷嵌体在切割和打磨调整时的要求正确的是（　　）

A. 切割打磨速度要慢

B. 打磨时压力要轻

C. 避免高速、高压打磨

D. 避免铸件过急速产热发生瓷裂

E. 以上都对

正确答案：E

答案解析：记忆题。

二、判断题

1. 铸瓷邻𬌗嵌体染色，在牙颈部加深颜色时，毛笔应由𬌗方向龈方涂布，𬌗面加深颜色时，毛笔由中央向边缘方向涂布，防止釉液进入组织面影响就位。

正确答案：对

答案解析：涂布染色釉液时，从瓷边缘和肩台处向内和𬌗缘方向涂布，极易使釉液流入铸瓷的组织面，影响铸瓷修复体的戴入精度。

2. 铸瓷表面进行染色上釉环前要先进行喷砂处理，然后再进行表面酸蚀处理。

正确答案：对

答案解析：首先进行铸瓷表面的喷砂清洁，然后必须酸蚀清除铸件表面的残留反应层，如果反应层未清洗彻底，会导致上釉材料与铸瓷材料的结合。

三、简答题

1. 如何形成铸瓷嵌体熔模基底熔模?

答：使用颈缘蜡，采用滴蜡法在预备牙代型嵌体区域表面均匀覆盖一层蜡基底，在颈缘蜡凝固前，用手指轻轻按压，以保证颈缘蜡与预备牙代型密贴，蜡型基底厚度控制在 0.3~0.5mm，蜡基底与边缘线高度密贴；边缘线外无多余蜡。

2. 简述铸瓷压铸前和压铸时的操作要点。

答：压铸前，准备颜色、重量合适的瓷块；准备一个氧化铝推杆并涂抹分离剂，开启铸瓷炉进行设备自检和预热，设定压铸程序。压铸：取出铸型迅速将室温的瓷块放入热的铸型铸道口内，注意瓷块颜色标记面朝上，再次确认瓷块颜色；然后将涂有分离剂的室温氧化铝推杆，放在铸道口的瓷块上，随即迅速将铸型放入铸瓷炉中央，按下 START 键开启所选程序。注意压铸操作过程要在 30 秒内完成，防止铸型温度下降过快，影响压铸成功率。

（孙　曜）

实训十二

前牙铸瓷全冠制作

扫描二维码，观看操作视频

案例导入

图 12-1 是义齿加工企业提供的来自口腔修复临床的义齿设计单。要求 11 铸瓷全冠修复，并附带工作模型（图 12-2）和对颌模型。应该如何完成修复体制作任务？

图 12-1　义齿设计单

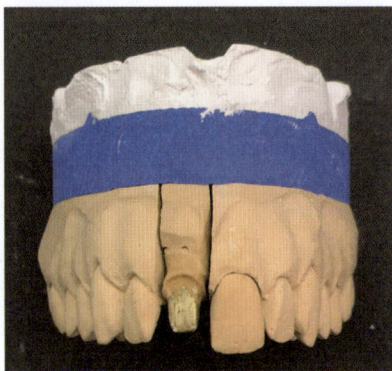

图 12-2　工作模型

记忆链接

1. 铸瓷冠的定义　铸瓷冠是通过热压铸造陶瓷材料制成的覆盖整个牙冠表面的全瓷修复体。

2. 前牙铸瓷冠的制作流程　制作可卸式模型→修整代型→制作熔模→包埋、铸造→开圈、打磨→试戴→涂塑、烧结饰面瓷→上釉、染色，完成。

技术操作

一、目的

（1）学会检查预备牙代型。

（2）学会铸瓷前牙冠熔模制作、安插铸道的方法。

（3）学会铸瓷前牙冠的包埋、压铸、去除包埋材料和反应层的方法。

（4）学会铸瓷前牙冠锥形冠试戴、打磨及上瓷染色上釉的方法。

二、操作规程

实训器材	1.设备　真空搅拌机、振荡器、电烤箱、铸瓷－烤瓷一体炉、技工打磨机。 2.器材　酒精灯、滴蜡器、雕刻刀、橡胶铸圈、底座、铸道角度测量尺、调拌刀、真空搅拌罐、切割砂片、各种磨头、饰面瓷粉、塑瓷工具等
模型准备	1.检查模型 （1）检查模型的完整性，保证预备牙的完整。 （2）检查模型整体的咬合关系，保证工作模型上下咬合接触稳定。 （3）检查预备牙预备情况和预留铸瓷厚度，基牙表面应无锐边锐角，肩台边缘清晰完整。 2.涂布间隙剂　在预备牙代型表面涂1~2层间隙剂，至肩台边缘上1mm。 3.涂布分离剂　在预备牙代型表面涂一层分离剂，便于熔模和预备牙代型分离，分离剂涂布要求均匀、尽量薄，同时在邻牙和对颌牙的表面也要涂一层分离剂，以免熔模和石膏表面粘连。如果分离剂涂抹过多，须用纸巾擦除
熔模制作	1.形成熔模基底　使用浸蜡法将预备牙代型浸入蜡液中，使预备牙代型表面均匀覆盖一层蜡，蜡型基底厚度控制在0.3~0.5mm。 2.滴蜡塑形　将滴蜡器加热到适当温度，蘸取适量的嵌体蜡，加热使之有适当的流动性，将嵌体蜡铺在代型上，恢复前牙冠形态并与邻牙相协调，然后回切1/3的蜡。 3.封闭颈缘　先用雕刻刀去除肩台边缘线上1mm范围内的蜡，不要破坏预备牙代型表面，然后涂一薄层分离剂，使用颈缘蜡重新滴蜡封闭颈缘，在颈缘蜡凝固前，用手指轻轻按压，以保证颈缘蜡与预备牙代型密贴，检查熔模边缘、修整熔模各个面。 4.熔模检查　熔模代型复位到模型上，用绿色咬合纸检查邻接关系，检查各轴面外形与邻牙的协调性，要求熔模表面光滑完整。 5.安插铸道　铸道直径2.5~3mm、长3~8mm，铸道安插在熔模最厚的部位，安插方向与铸瓷材料流入方向一致，以保证铸瓷材料的铸入。铸道和包埋底座的角度为45°~60°，熔模和铸道总的长度不超过16mm，铸道连接处光滑圆钝，无锐边锐角。需要注意：单冠熔模需要安插一根假想铸道，以保证铸瓷的成功；熔模距铸圈内侧壁和铸圈顶的距离保证10mm
熔模包埋	1.包埋准备　准备16ml包埋专用液、11ml的蒸馏水以及100g快速包埋粉；先将包埋液和蒸馏水放入真空搅拌罐内，混合均匀后，放入包埋粉，手动调拌30秒，使粉、液充分混合后，再真空调拌2.5分钟。按照包埋粉料说明书，根据修复体种类调整包埋液稀释比例。

熔模包埋

2.包埋　将铸圈置于振荡器上，使用毛刷或软质工具蘸取包埋材料糊剂小心注入蜡熔模内，确保熔模冠内无气泡，然后将包埋材料糊剂快速注入橡胶铸圈内，在注入到接近蜡熔模时，需缓慢注入，确保其不在熔模表面产生气泡，保证形态完整

烘焙、压铸

1.烘烤、焙烧铸型　快速包埋材料经过45~60分钟充分硬固后，去除表面橡胶圈和底座，将铸型直接放入850℃的电烤箱内，铸道口朝下摆放，焙烧45~60分钟。根据包埋材料的要求焙烧铸型。

2.压铸　压铸前准备颜色、重量合适的瓷块；准备一个氧化铝推杆并涂抹分离剂，开启铸瓷炉进行设备自检和预热，设定压铸程序。预热结束后，取出铸型迅速将室温的瓷块放入热的铸型铸道口内，注意瓷块颜色标记面朝上，再次确认瓷块颜色；然后将涂有分离剂的室温氧化铝推杆，放在铸道口的瓷块上，随即迅速将铸型放入铸瓷炉中央，按下START键开启所选程序。注意：压铸操作过程要在30秒内完成，防止铸型温度下降过快，影响压铸成功率。压铸完成后，将铸型取出在室温下自然冷却，禁止用风冷或水冷的方式给铸型降温，避免瓷裂

去除包埋材料和反应层

1.去除包埋材料　铸型自然冷却至室温，在铸型上标出氧化铝推杆的长度，切割铸型使推杆和包埋材料分离。

2.表面喷砂　喷砂去除铸件周围的包埋材料，尽量使用玻璃珠，以0.4MPa（4bar）的压力进行粗喷砂、0.2MPa（2bar）的压力进行细喷砂。注意喷砂的压力、角度和距离，防止边缘破损。推杆上的黏附物使用氧化铝喷砂处理（图12-3）。

3.酸蚀清洗　细喷砂后，将铸件放入专用酸蚀液中，酸蚀清除铸件表面黏附的反应层，使用超声波振荡机清洗10~30分钟，铸件表面完全清洁后，用清水清洗后吹干。也可使用100~120目的氧化铝砂在0.1~0.2MPa（1~2bar）的压力下喷砂清洗。如果反应层未清洗彻底，会导致涂层瓷粉以及上釉材料不能与铸瓷材料结合

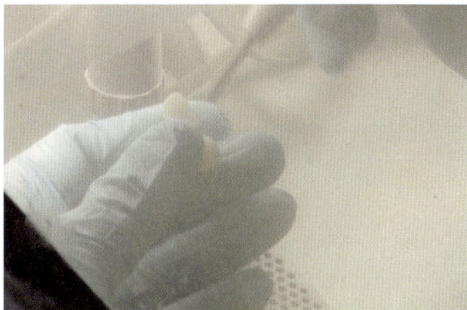

图12-3　表面喷砂处理

试戴打磨

1. 切割铸道 首先使用金刚砂片在水冷的状态下切割铸道，并在预备牙代型上试戴铸瓷冠（图12-4）。

2. 表面打磨 使用铸瓷专用的金刚砂磨头，进行铸道和瓷冠表面的调整和精修。切割和打磨调整时，要低速、轻压，避免高速、高压打磨，避免铸件过热发生瓷裂。形态精修后，使用氧化铝砂在0.1MPa（1bar）的压力下短暂喷砂并蒸汽清洗

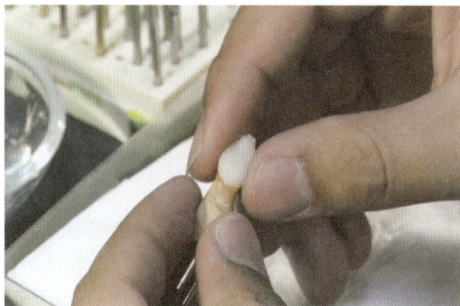

图12-4 试戴

涂塑、烧结饰面瓷

为增加前牙的美学效果，可在铸瓷基底表面涂塑、烧结饰面瓷。

1. 涂塑结合层 在结合瓷层烧结之前，必须保证内冠清洁无污染。使用透明切端瓷或效果瓷或染色剂瓷粉与瓷粉专用液混合调拌成稀糊状，如果需要更理想的塑瓷稠度，可使用上釉专用液调拌结合层的瓷泥。使用塑瓷毛笔，在压铸的瓷基底表面涂一薄层瓷泥，冠内不能有瓷泥流入。将涂塑好的瓷冠放置到烧结盘上，送入烤瓷炉内，执行结合层的烧结程序（图12-5）。

2. 涂塑切端瓷 根据订单颜色使用相关瓷粉，与瓷粉专用液混合调拌成稀糊状，使用笔积法涂塑完成解剖形态，冠内不能有瓷泥流入。将涂塑好的瓷冠放置到烧结盘上，送入烤瓷炉内，按照烤瓷要求执行相应程序，烧结后全瓷冠要自然冷却（图12-6）。

3. 形态修整 画出邻牙唇面外形特征，使用金刚砂车针进行形态修整，体现瓷冠自然的外形和逼真的表面纹路、凹凸形态，然后进行蒸汽清洗

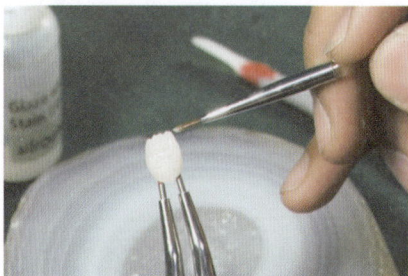

图12-5 涂塑结合层

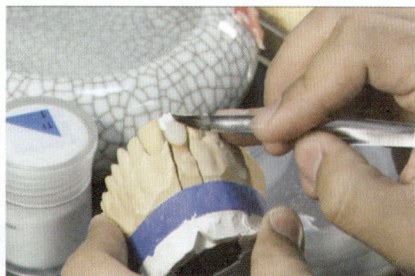

图12-6 涂塑切端瓷

染色上釉

（1）调和釉液和釉粉至所需稠度，在瓷冠表面均匀涂布一层上釉材料，与比色板比对，进行铸瓷冠染色，用外染色材料在冠颈部 1/3 部位适度加深颜色，使色彩有循序渐进之感，起到仿真的效果。

（2）涂布釉液后，必须检查冠内是否有釉液流入，有则以干净的毛笔清除，以免影响铸瓷冠戴入。

（3）将染色上釉的铸瓷冠放置到烧结盘上，送入烤瓷炉内，执行上釉烧结程序。注意不要使用金属夹触碰铸瓷冠，较深的颜色可通过数次染色获得，而不要用较厚的涂层

检查完成

染色上釉的铸瓷冠，烧结后须自然冷却，戴入工作模型，再次确认咬合关系、形态、颜色（图 12-7）

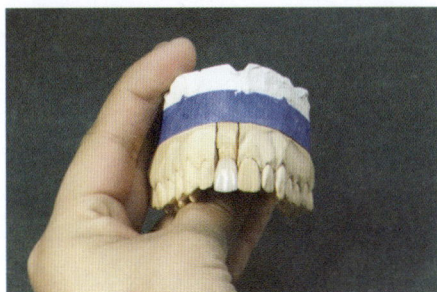

图 12-7　铸瓷前牙全冠完成

三、注意事项

（1）铸瓷前牙冠修复空间应保证预备牙代型表面无锐边锐角。

（2）预备牙代型表面不能有气泡、小瘤，肩台边缘清晰完整，无菲边和悬突，如果有缺陷必须重新制取工作模型，预备牙代型复位到模型上要稳定。

（3）为保证修复体的边缘密合，肩台边缘线上 1mm 以内不应涂布间隙剂，涂布分离剂要均匀、尽量薄。

（4）制作熔模封闭颈缘时，保证颈缘蜡与预备牙代型密贴，并与肩台边缘线长短一致。

（5）熔模铸道直径 2.5~3mm、长 3~8mm，安插在熔模最厚的部位，方向与铸瓷材料流入方向一致，铸道和包埋底座的角度为 45°~60°，熔模和铸道总的长度不超过

16mm，铸道连接处光滑圆钝，无锐边锐角。

（6）按照包埋材料说明书，根据修复体种类调整包埋液稀释比例，包埋时确保熔模表面无气泡，保证形态完整。

（7）压铸前氧化铝推杆涂抹分离剂，压铸操作过程要在30秒内完成，防止铸型温度下降过快，影响压铸成功率。

（8）压铸完成后铸型在室温下自然冷却，禁止用风冷或水冷的方式给铸型降温，避免瓷裂。

（9）喷砂去除铸件表面包埋材料，注意喷砂的压力、角度和距离，防止边缘破损。

（10）酸蚀清除铸件表面的残留反应层，如果未清洗彻底，会导致饰面瓷以及上釉材料不能与铸瓷材料结合。

（11）切割和打磨铸瓷冠时，要低速、轻压，避免铸件过热发生瓷裂。

（12）不要使用金属夹触碰铸瓷冠，涂布釉液后，检查冠内是否有釉液流入。

相关拓展

前牙铸瓷冠是全瓷修复中的一种，具有理想的美学效果是其主要特点之一。修复体颜色、预备牙的颜色、粘结材料的颜色会影响美学效果，而预备牙制备量、预留全瓷修复体的厚度也同样十分重要。前牙全瓷冠还可以选择氧化铝陶瓷和氧化锆陶瓷材料进行美学修复。

测试题

一、单选题

1. 安插铸道：铸道尺寸为（　），铸道安插在熔模最厚的部位，安插方向与铸瓷材料流入方向一致，以保证铸瓷材料的铸入

A. 直径 1~2mm，长 3~8mm

B. 直径 3~4mm，长 2~6mm

C. 直径 2mm，长 1~5mm

D. 直径 2.5~3mm，长 3~8mm

正确答案：D

答案解析：记忆题。

2. 涂布间隙剂：预备牙代型表面涂 1~2 层间隙剂。注意：为保证修复体的边缘密合，肩台边缘线上（　）以内不应涂布间隙涂料

A.0.5mm

B.1mm

C.1.5mm

D.2mm

正确答案：B

答案解析：记忆题。

二、判断题

1. 喷砂去除铸件周围的包埋粉，尽量使用玻璃珠，以 0.4MPa（4bar）的压力进行粗喷砂，0.2MPa（2bar）的压力进行细喷砂（　）

正确答案：对

答案解析：氧化铝砂会导致铸瓷修复体损坏。

2. 用外染色材料在特殊部位适度加深颜色，使色彩有循序渐进之感，起到仿真的效果。

正确答案：错

答案解析：应该是在颈部 1/3 处适度加深颜色。

三、简答题

去除铸瓷铸件包埋粉和反应层时有哪些操作要点和注意事项？

答：（1）铸型自然冷却至室温，在铸型上标出氧化铝推杆的长度，切割铸型使推杆和包埋粉分离。

（2）喷砂去除铸件周围的包埋粉，尽量使用玻璃珠，以 0.4MPa（4bar）的压力进行粗喷砂、0.2MPa（2bar）的压力进行细喷砂。注意喷砂的压力、角度和距离，防止边缘破损。推杆上的黏附物使用氧化铝喷砂处理。

（3）细喷砂后，将铸件放入专用酸蚀液中，酸蚀清除铸件表面黏附的反应层，使用超声波振荡机清洗 10~30 分钟，铸件表面完全清洁后，用清水清洗后吹干。

（贾桂玲）

实训十三

后牙铸瓷全冠制作

扫描二维码，观看操作视频

案例导入

图 13-1 为来自口腔修复临床的义齿设计单。要求 15 部位铸瓷全冠修复，并附带工作模型（图 13-2）和对颌模型。应该如何完成修复体制作任务？

图 13-1　义齿设计单

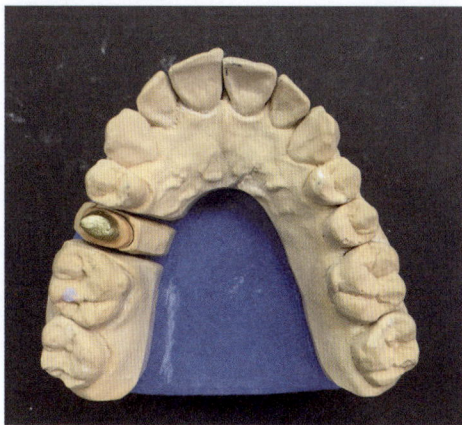

图 13-2　工作模型

记忆链接

1. 铸瓷全冠的定义　铸瓷全冠是通过制作蜡熔模，再进行包埋、以陶瓷材料铸造成形、打磨、上釉后所制成的全冠修复体。

2. 后牙铸瓷全冠的制作流程　制作可卸式模型→修整代型→制作蜡熔模→包埋、铸造→开圈、打磨→试戴，上釉、染色完成。

技术操作

一、目的

（1）学会检查石膏代型。

（2）学会铸瓷后牙全冠熔模制作、安插铸道的方法。

（3）学会铸瓷后牙全冠的包埋、压铸、去除包埋材料和反应层的方法。

（4）学会铸瓷锥形冠试戴、打磨及染色上釉的方法。

二、操作规程

实训器材

1. 设备　真空搅拌机、振荡器、电烤箱、铸瓷－烤瓷一体炉、技工打磨机。
2. 器材　酒精灯、滴蜡器、雕刻刀、橡胶铸型、底座、铸道角度测量尺、调拌刀、切割砂片、真空搅拌罐、各种磨头、比色板、釉粉、釉液、上釉毛笔等

模型准备

1. 检查模型与代型
（1）检查工作模型和对颌模型的完整性，预备牙形态应完整无缺陷。
（2）检查模型整体的咬合关系，保证工作模型整体咬合接触稳定。
（3）检查预备牙制备情况和预留铸瓷全冠厚度，预备牙表面应无锐边锐角，肩台边缘清晰完整，铸瓷修复空间应为 1.5mm，肩台宽度为 1mm。
2. 涂布间隙剂　石膏代型表面涂 1 或 2 层间隙剂，为保证修复体的边缘密合，肩台边缘线殆方 1mm 以内不应涂布间隙剂。
3. 涂布分离剂　在石膏代型表面涂一层分离剂，便于熔模和石膏代型分离，分离剂涂布要求均匀、尽量薄，同时在邻牙和对颌牙的表面也要涂一层分离剂，以免熔模和石膏表面粘连。如果分离剂涂抹过多，须用纸巾擦除

熔模制作

1. 形成熔模基底　使用浸蜡法将石膏代型浸入蜡液中，使石膏代型表面均匀覆盖一层蜡，蜡型基底厚度控制在 0.3~0.5mm。
2. 滴蜡塑形　将滴蜡器加热到适当温度蘸取适量的嵌体蜡，加热使之有适当的流动性，在殆架上恢复正中颌位的功能牙尖蜡锥，并与对颌牙形成咬合接触。恢复非功能牙尖蜡锥，与邻牙非功能牙尖殆曲线协调一致。恢复与邻牙近、远中边缘嵴的邻接关系，形成近中边缘嵴、远中边缘嵴，恢复咬合面颊尖三角嵴、舌尖三角嵴，形成殆面形态，然后根据咬合关系雕刻修整殆面的解剖形态。形成正确的颊外展隙、舌外展隙、殆外展隙、邻间隙形态，防止食物嵌塞，利于食物排溢，维护牙龈健康。
3. 封闭颈缘　先用雕刻刀去除肩台边缘线上 1mm 范围内的蜡，不要破坏石膏代型表面，然后涂一薄层分离剂，使用颈缘蜡重新滴蜡封闭颈缘，在颈缘蜡凝固前，用手指轻轻按压，以保证颈缘蜡与石膏代型密贴，检查熔模边缘、修整熔模各个面。
4. 熔模检查　将熔模代型复位到模型上，分别用红色、蓝色、绿色咬合纸检查正中咬合、侧方咬合关系，前伸咬合关系，用绿色咬合纸检查邻接关系，检查各轴面外形与邻牙的协调性；要求熔模表面光滑完整。
5. 安插铸道　铸道直径 2.5~3mm、长 3~8mm，铸道安插在熔模最厚的部位，安插方向应利于铸瓷材料流入，以保证铸瓷材料的顺利注入。铸道和包埋底座

的角度为 45°~60°（图 13-3），熔模和铸道总的长度不超过 16mm，铸道连接处光滑圆钝，无锐边锐角。需要注意：为保证铸瓷的成功，单个熔模须在铸座上多安插一根铸道，但不和熔模相连接（图 13-4）；熔模距离铸圈内壁和铸圈顶的距离保证 10mm

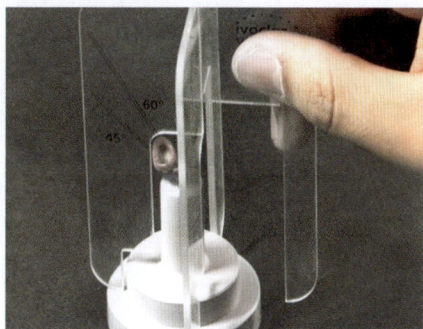

图 13-3　安插铸道角度

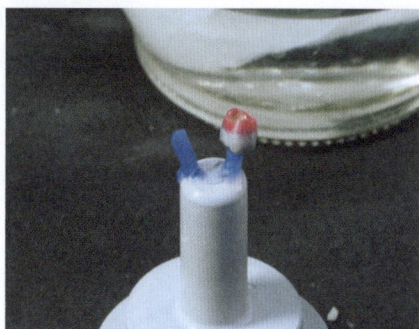

图 13-4　单个熔模安插铸道要求

1. 包埋准备　准备 16ml 包埋专用液和 11ml 的蒸馏水，准备 100g 快速包埋粉；先将包埋液和蒸馏水放入真空搅拌罐内，混合均匀后，放入包埋粉，手动调拌 30 秒，使粉、液充分混合后，再真空调拌 2.5 分钟。按照包埋材料说明书，根据修复体种类调整包埋液稀释比例。

2. 包埋　将橡胶铸圈置于振荡器上，使用毛刷或软质工具蘸取包埋材料糊剂小心注入蜡熔模内，确保熔模表面无气泡，然后将包埋材料糊剂快速注入橡胶铸圈内，在注入到接近蜡熔模时，需缓慢注入，确保其不在熔模表面产生气泡，保证形态完整

1. 烘烤焙烧　铸型快速包埋材料经过 45~60 分钟充分硬固后，去除表面橡胶圈和底座，将铸型直接放入 850℃的电烤箱内，铸道口朝下摆放，焙烧 45~60 分钟。根据包埋材料的要求焙烧铸型。

2. 压铸　压铸前准备颜色、重量合适的瓷块；准备一个氧化铝推杆并涂抹分离剂，开启铸瓷炉进行设备自检和预热，设定压铸程序。预热结束后，取出铸型迅速将室温的瓷块放入热的铸型铸道口内，注意瓷块颜色标记面朝上，再次确认瓷块颜色；然后将涂有分离剂的室温氧化铝推杆，放在铸道口的瓷块上，随即迅速将铸型放入铸瓷炉中央，按下 START 键开启所选程序。注意压铸操作过程要在 30 秒内完成，以防止铸型温度下降过快，影响压铸成功率。压铸完成后，将铸型取出在室温下自然冷却，禁止用风冷或水冷的方式给铸型降温，避免瓷裂

左侧竖排标签：熔模制作　熔模包埋　烘焙压铸

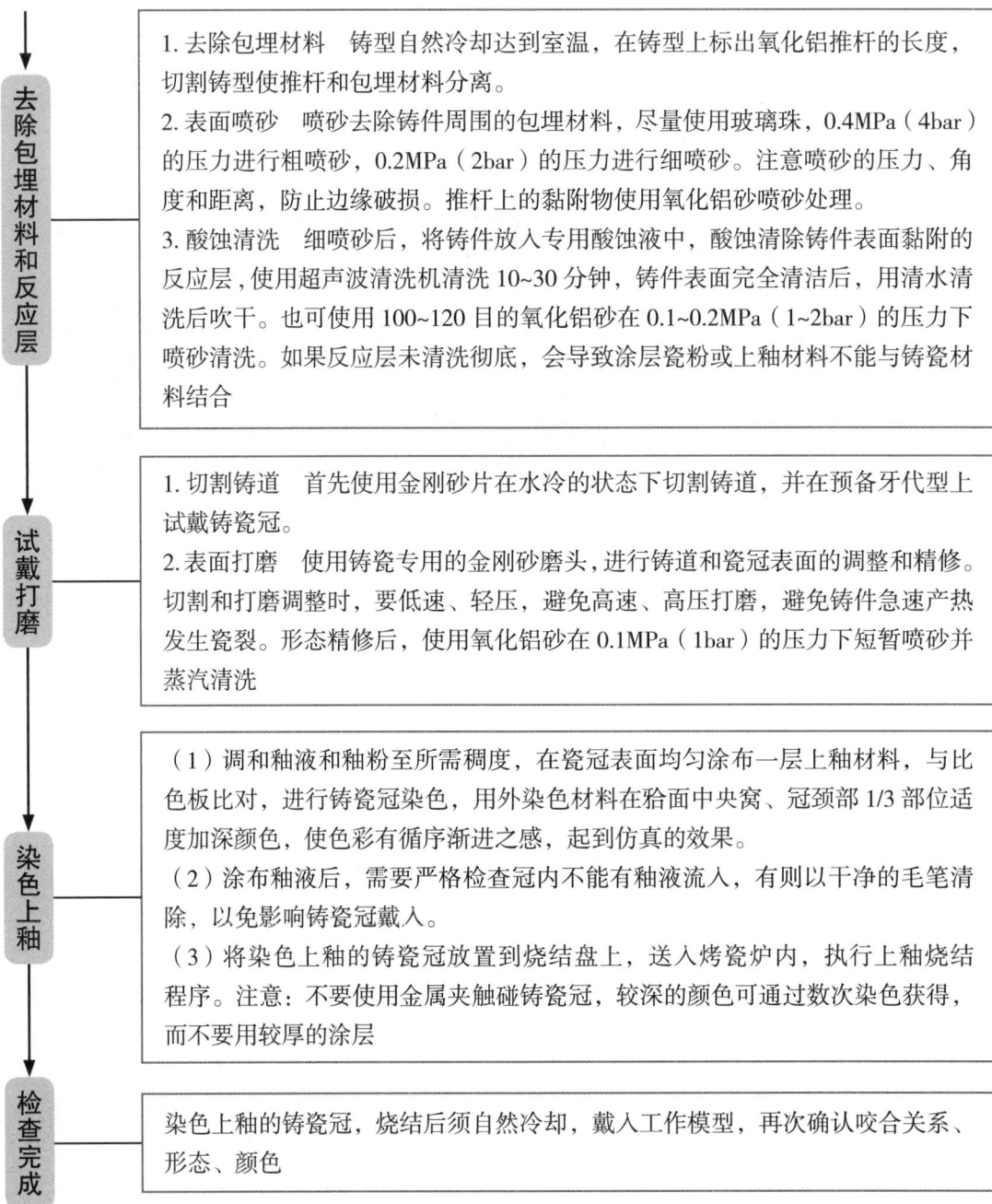

去除包埋材料和反应层	1. 去除包埋材料 铸型自然冷却达到室温，在铸型上标出氧化铝推杆的长度，切割铸型使推杆和包埋材料分离。 2. 表面喷砂 喷砂去除铸件周围的包埋材料，尽量使用玻璃珠，0.4MPa（4bar）的压力进行粗喷砂，0.2MPa（2bar）的压力进行细喷砂。注意喷砂的压力、角度和距离，防止边缘破损。推杆上的黏附物使用氧化铝砂喷砂处理。 3. 酸蚀清洗 细喷砂后，将铸件放入专用酸蚀液中，酸蚀清除铸件表面黏附的反应层，使用超声波清洗机清洗 10~30 分钟，铸件表面完全清洁后，用清水清洗后吹干。也可使用 100~120 目的氧化铝砂在 0.1~0.2MPa（1~2bar）的压力下喷砂清洗。如果反应层未清洗彻底，会导致涂层瓷粉或上釉材料不能与铸瓷材料结合
试戴打磨	1. 切割铸道 首先使用金刚砂片在水冷的状态下切割铸道，并在预备牙代型上试戴铸瓷冠。 2. 表面打磨 使用铸瓷专用的金刚砂磨头，进行铸道和瓷冠表面的调整和精修。切割和打磨调整时，要低速、轻压，避免高速、高压打磨，避免铸件急速产热发生瓷裂。形态精修后，使用氧化铝砂在 0.1MPa（1bar）的压力下短暂喷砂并蒸汽清洗
染色上釉	（1）调和釉液和釉粉至所需稠度，在瓷冠表面均匀涂布一层上釉材料，与比色板比对，进行铸瓷冠染色，用外染色材料在殆面中央窝、冠颈部 1/3 部位适度加深颜色，使色彩有循序渐进之感，起到仿真的效果。 （2）涂布釉液后，需要严格检查冠内不能有釉液流入，有则以干净的毛笔清除，以免影响铸瓷冠戴入。 （3）将染色上釉的铸瓷冠放置到烧结盘上，送入烤瓷炉内，执行上釉烧结程序。注意：不要使用金属夹触碰铸瓷冠，较深的颜色可通过数次染色获得，而不要用较厚的涂层
检查完成	染色上釉的铸瓷冠，烧结后须自然冷却，戴入工作模型，再次确认咬合关系、形态、颜色

三、注意事项

（1）铸瓷修复空间应为 1.5mm，肩台宽度为 1mm，石膏代型表面应无锐边锐角。

（2）石膏代型表面不能有气泡、小瘤，肩台边缘清晰完整，无菲边和悬突，如果有缺陷必须重新制取工作模型，可卸式石膏代型复位到模型上要求稳定。

（3）为保证修复体的边缘密合，肩台边缘线上 1mm 以内不应涂布间隙涂料，分离剂涂布要求均匀、尽量薄。

（4）制作熔模封闭颈缘时，保证颈缘蜡与石膏代型密贴，并与肩台边缘线长短一致。

（5）熔模铸道直径 2.5~3mm、长 3~8mm，安插在熔模最厚的部位，方向与铸瓷材料流入方向一致，铸道和包埋底座的角度在 45°~60°，熔模和铸道总的长度不超过 16mm，铸道连接处光滑圆钝，无锐边锐角。

（6）按照包埋材料说明书，根据修复体种类调整包埋液稀释比例，确保熔模组织面、殆面和边缘无气泡，保证形态完整。

（7）压铸前氧化铝推杆涂抹分离剂，压铸操作过程要在 30 秒内完成，防止铸型温度下降过快，影响压铸成功率。

（8）压铸完成后铸型在室温下自然冷却，禁止用风冷或水冷的方式给铸型降温，避免瓷裂。

（9）喷砂去除铸件表面包埋材料，注意喷砂的压力、角度和距离，防止边缘破损。

（10）酸蚀清除铸件表面黏附的反应层，如果未清洗彻底，会导致涂层瓷粉以及上釉材料不能与铸瓷材料结合。

（11）切割和打磨铸瓷冠时，要低速、轻压，避免铸件急速产热发生瓷裂。

（12）不要使用金属夹触碰铸瓷冠，上釉后检查冠内不能有釉液流入。

相关拓展

铸瓷冠是全瓷材料修复的一种，理想的美学效果是其主要特点之一，但影响美学效果的因素与修复体颜色、制备后基牙的颜色、粘结材料的颜色有直接关系；基牙制备深度、预留全瓷修复体的厚度也同样十分重要。医师和技师同样有必要了解、掌握全瓷材料的性能和特点。

测试题

一、单选题

1. 铸瓷冠基牙表面应无锐边锐角，肩台边缘清晰完整，铸瓷修复空间应为 1.5mm，肩台宽度为（　　）

A. 0.5mm

B. 1mm

C. 2mm

D. 2.5mm

E. 以上都可以

正确答案： B

答案解析： 记忆题。

2. 铸道安插在熔模最厚的部位，安插方向与铸瓷材料流入方向一致，以保证铸瓷材料的铸入，铸道直径（　　），长 3~8mm

A. 1.5mm

B. 1.5~2mm

C. 2~2.5mm

D. 2.5~3mm

E. 以上都不正确

正确答案： D

答案解析： 记忆题。

3. 压铸完成后为避免瓷裂，铸型采取的降温方式（　　）

A. 风扇吹风冷却

B. 铸型放入室温的水中冷却

C. 室温下自然冷却

D. 以上方式都可以

正确答案： C

答案解析： 记忆题。

二、判断题

1. 取出铸型将室温的瓷块和涂有分离剂的氧化铝推杆，放入热的铸型交口内，然后将铸型放入铸瓷炉中央，按下 START 键压铸；压铸操作过程要在 1 分钟内完成。

正确答案：错

答案解析：压铸操作各环节动作要迅速准确，操作过程要在 30 秒内完成，目的是防止铸型温度下降过快，影响压铸成功率。

2. 喷砂去除铸件周围的包埋材料后，铸瓷表面非常干净，即可进行表面染色上釉环节。

正确答案：错

答案解析：喷砂后必须酸蚀清除铸件表面的残留反应层，如果反应层未清洗彻底，会导致涂层瓷粉不能与铸瓷材料结合。

三、简答题

1. 铸瓷全冠铸道安插的相关要求是什么？

答：铸道直径 2.5~3mm、长 3~8mm，铸道安插在熔模最厚的部位，安插方向与铸瓷材料流入方向一致，以保证铸瓷材料的铸入。铸道和包埋底座的角度在 45°~60°，熔模和铸道总的长度不超过 16mm、铸道连接处光滑圆钝，无锐边锐角，熔模距离铸型壁和铸型顶的距离保证 10mm。需要注意：为保证铸瓷的成功，单个熔模须在铸座上多安插一根铸道，但不和熔模相连接。

2. 简述铸道切割和铸瓷表面打磨的注意事项。

答：首先使用金刚砂片在水冷的状态下切割铸道，使用专用的金刚砂磨头，进行铸瓷冠表面的调整和精修，要低速、轻压，避免高速、高压打磨，避免铸件急速产热发生瓷裂。

（孙 曜）

实训十四

金属烤塑固定桥制作

扫描二维码，观看操作视频

案例导入

图 14–1 为义齿设计单。26 缺失，要求制作以 25、27 为基牙的金属烤塑固定桥，并附带工作模型（图 14–2）和对颌模型。应该如何完成修复体制作任务？

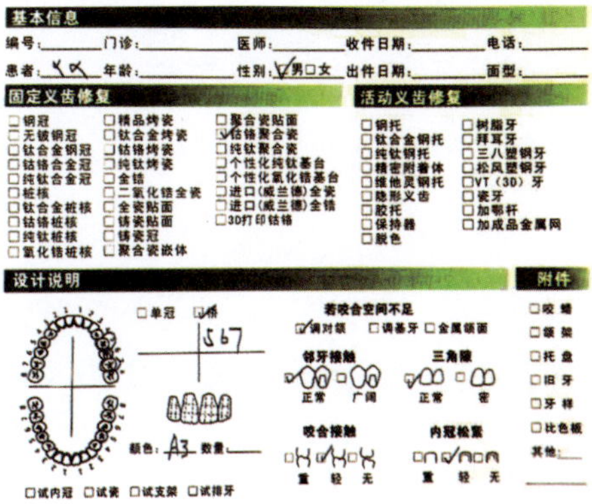

基本信息

编号：＿＿ 门诊：＿＿ 医师：＿＿ 收件日期：＿＿ 电话：＿＿

患者：＿＿ 年龄：＿＿ 性别：☑男 □女 出件日期：＿＿ 面型：＿＿

固定义齿修复

□钢冠 □无镀钢冠 □钛合金钢冠 □钴铬合金冠 □纯钛合金冠 □桩核 □钛合金桩核 □钴铬桩核 □纯钛桩核 □氧化锆桩核

□精品烤瓷 □钛合金烤瓷 □钴铬烤瓷 □纯钛烤瓷 □全锆 □二氧化锆全瓷 □全瓷贴面 □铸瓷贴面 □铸瓷冠 □聚合瓷嵌体

□聚合瓷贴面 ☑钴铬聚合瓷 □纯钛聚合瓷 □个性化纯钛基台 □个性化氧化锆基台 □进口(威兰德)全瓷 □进口(威兰德)全锆 □3D打印钴铬

活动义齿修复

□钢托 □钛合金钢托 □纯钛钢托 □精密附着体 □维他灵钢托 □隐形义齿 □胶托 □保持器 □脱色

□树脂牙 □拜耳牙 □三八塑钢牙 □松风塑钢牙 □VT（3D）牙 □瓷牙 □加鄂杆 □加成品金属网

设计说明

□单冠 ☑桥

|567

颜色：A3 数量：＿＿

□试内冠 □试瓷 □试支架 □试排牙

若咬合空间不足

☑调对颌 □调基牙 □金属颌面

邻牙接触　☑正常 □广阔

三角隙　☑正常 □密

咬合接触　□重 ☑轻 □无

内冠松紧　□重 ☑轻 □无

附件

□咬蜡 □颌架 □托盘 □旧牙 □牙样 □比色板

其他：＿＿

图 14–1　义齿设计单

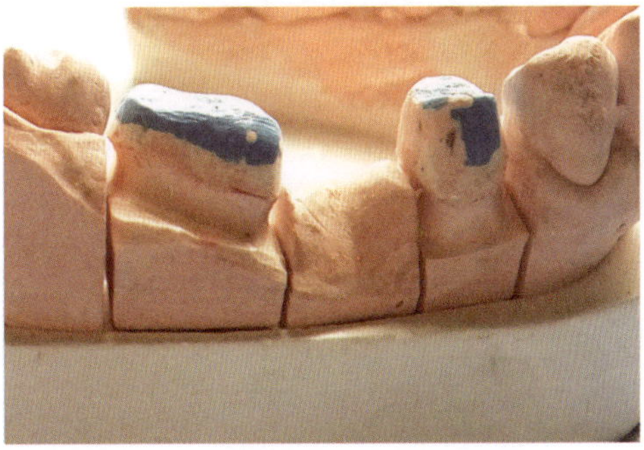

图 14–2　工作模型

记忆链接

1. 金属烤塑固定桥的定义　金属烤塑固定桥是以铸造金属为基底，在其表面覆盖一层树脂的金属与非金属联合的固定桥。其不仅具有金属桥强度高和烤瓷桥美观的优点，同时容易修理，具有一定的临床使用价值。树脂部分一般用光固化复合树脂制作，也称为聚合瓷。此类材料是制作固定修复体的常用材料，其硬度和耐磨性不及瓷，可保护对颌天然牙。

2. 金属烤塑固定桥制作流程　制作代型→制作金属基底桥架→基底桥架预处理→堆塑、固化成型→打磨、抛光，完成修复体。

技术操作

一、目的

（1）加深对固定桥设计原则的理解。

（2）掌握金属烤塑固定桥的制作流程。

（3）学会正确使用修复用光固化复合树脂。

二、操作规程

实训器材	1. 设备　熔蜡器、真空搅拌机、振荡器、电烤箱、技工打磨机、光固化灯箱。 2. 器材　红铅笔、硬化剂、间隙剂、分离剂、酒精灯、各式蜡刀、铸造蜡、蜡型卡尺、铸圈及底座、切割砂片、各种磨头、涂塑刀、光固化树脂
模型准备	1. 检查模型　检查基牙预备体是否清晰完整、有无倒凹、共同就位道情况以及龈缘完整情况。上下颌模型咬合关系是否良好，有无石膏瘤，有则需要剔除。 2. 涂布分离剂　在预备牙代型表面均匀涂布一层分离剂。注意分离剂涂布时既要涂布预备牙代型表面，又要涂布相邻牙及对颌牙表面，缺牙区牙槽嵴的模型表面也要涂布一薄层分离剂。分离剂不宜过厚，并用吸水纸轻轻吸去多余分离剂
制作金属基底桥架	1. 金属基底桥架熔模制作 （1）形成熔模基底。使用浸蜡法将石膏代型浸入蜡液中，使石膏代型表面均匀覆盖一层蜡，熔模基底厚度控制在 0.3 ~ 0.5mm。 （2）采用滴蜡法制作蜡熔模。首先恢复 25 牙位蜡熔模。在正中咬合位形成功能牙尖蜡锥，并与对颌牙形成咬合接触；恢复非功能牙尖蜡锥，与邻牙非功能牙尖牙拾曲线协调一致；恢复与邻牙近、远中边缘嵴的邻接关系，形成近中边缘嵴和远中边缘嵴；恢复咬合面颊尖三角嵴、舌尖三角嵴，形成拾面形态；恢复颊面轴嵴、舌面轴嵴、近中边缘嵴、远中边缘嵴，形成颊面和舌面形态。取下25 可卸式石膏代型，恢复近中邻面接触区、恢复远中邻面形态，形成正确的颊外展隙、舌外展隙、拾外展隙、邻间隙形态，防止食物嵌塞，利于食物排溢，维护牙龈健康。然后按照此步骤恢复 27 牙位及 26 桥体蜡熔模。检查固定桥各轴面外形与邻牙的协调性；要求熔模表面光滑完整，咬合关系良好。回切预留出树脂所需的厚度，不小于 0.8mm，树脂层厚度尽量均匀一致。金塑交界均需避开咬合接触区；用蜡刀回切固位体和桥体的唇颊面和颊尖舌斜面的部分蜡熔模（图 14-3）。邻面形态可用树脂材料恢复，若不考虑美观，也可设计为金属材料。25 牙位颊侧颈部根据肩台样式，保证金塑交界处形成不小于 0.8mm宽的台阶，以保证树脂有足够的厚度。桥体的龈端也可去除 0.5~1.0mm 的蜡以树脂来恢复。回切后的基底桥架蜡熔模厚度最薄处不小于 0.3mm，同时观察预留的树脂层厚度应不小于 0.8mm，尽量均匀一致。在放大镜下，封闭颈缘。

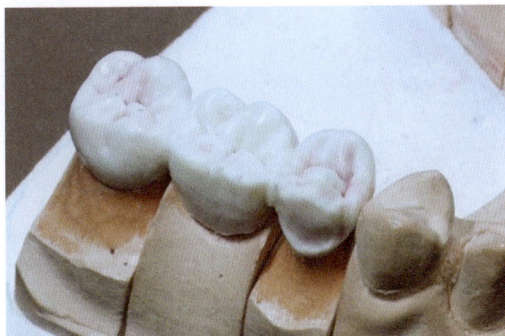

图 14-3 蜡熔模的回切

制作金属基底桥架

（3）在基底桥架蜡熔模需烤塑部分，表面涂布粘结剂并撒上成品小固位珠，形成金属与树脂的机械结合形态，提高金塑结合力。

（4）安插铸道。一般采用栅栏式结构，分为支铸道、分铸道、总铸道3级。支铸道长1.5~2.0mm，直径为2.0~2.5mm，各支铸道长度、直径应相同，以避免因铸造合金收缩不一致造成变形；分铸道（即横梁铸道）直径为2.5~3.0mm，长度应超过两侧固位体熔模两端各2.0mm以上，分铸道此时具有储金球作用，因此，应尽可能粗一些，但不要超过4.0mm；总铸道直径一般为3.5~5.0mm。

2. 包埋与铸造 见实训三。

3. 清理铸件 喷砂、打磨金属基底桥架，使之能在模型上准确就位，与对颌牙咬合关系良好，预留的树脂空间符合设计要求，并抛光非树脂覆盖区

金属基底桥架预处理

1. 粗化处理 保护抛光区域（可用蜡或橡皮膏覆盖），用80~100目氧化铝喷砂处理树脂结合界面，以提高金属与树脂的结合力。

2. 抛光、清洗 首先对不进行烤塑的金属冠表面进行抛光处理，避免金属和树脂共同抛光时相互污染；再使用高压蒸汽冲洗表面，或放入无水酒精中超声清洗5~10分钟，彻底清除基底桥架表面的残屑

树脂堆塑、成型，打磨抛光

（1）将金属基底桥架就位后，先用小毛刷在金属基底表面均匀涂布一层树脂结合剂，置于光固化箱中光照20~40秒使其固化，然后涂布遮色层树脂约0.3mm，再次光照固化。

（2）将比色所选定的树脂分层堆塑，包括颈部色、牙本质色、切端色、透明色树脂逐层构筑，并修整形态使之与同名天然牙及邻牙协调，光照固化成型。最后对树脂部分进行机械抛光，完成金属烤塑固定桥

三、注意事项

（1）基底熔模回切时应注意保证熔模厚度不小于0.3mm，预留的树脂层厚度至少0.8mm。

（2）所有边缘应形成至少0.8mm宽的肩台，以保证树脂边缘厚度足够，避免受压破裂。

（3）金塑交界均需避开咬合接触区。

（4）回切蜡熔模时，需将蜡刀适当加热，避免蜡熔模受到回切应力，引起变形。

（5）在涂塑前应充分清除金属基底表面的杂物，可采取喷砂、高压水蒸气、超声振荡等措施去除杂物。基底表面要形成粗糙的表面，要均匀布满金属小球，以利于金属与树脂的充分结合。

（6）涂布树脂结合剂时，要保证金塑结合界面均匀涂布，没有遗漏，特别是固位珠的根方。

（7）涂塑形态时应少量逐层、多次构筑；涂塑刀应施加一定压力，避免树脂内气泡的产生。

相关拓展

聚合瓷是一种新型的光固化类瓷树脂材料，其含有73%微细瓷成分，所以具有类似于瓷的一些特性。聚合瓷比普通树脂具有更好的美观效果和抛光性能；与烤瓷材料相比，又有类似树脂的良好韧性，不易崩裂，并且聚合瓷通过光照聚合，其操作又简单快捷，易于口内修理。聚合瓷应用范围广泛，除了应用在嵌体、贴面、冠桥的制作外，也越来越多地被应用到种植体上部修复及个性化全口义齿修复制作中，在个性化牙龈制作中的应用则更显示出其美学性能方面的独特优势。

测试题

一、单选题

1. 减轻固定桥桥体所受验力的方法，哪一项除外（   ）

A. 减少桥体骀面颊舌径

B. 增加颊面副沟

C. 扩大颊面舌外展隙

D. 降低功能尖高度，避免咬合接触

E. 避免早接触

正确答案：D

答案解析：记忆题。

2. 以下哪个不属于根据桥体与缺失牙区域牙槽嵴关系而分类的桥体类型（   ）

A. 鞍式桥体

B. 金属与非金属联合桥体

C. 改良盖嵴式桥体

D. 卫生（悬空式）桥体

E. 船底式桥体

正确答案：B

答案解析：记忆题。

3. 金属烤塑固定桥基底桥架蜡熔模厚度最薄处不小于（   ）

A. 0.3mm

B. 0.2mm

C. 0.5mm

D. 1.0mm

E. 0.15mm

正确答案：A

答案解析：过薄会造成基底变形或者基底冠破损，过厚则影响美观。

二、名词解释

金属烤塑固定桥 金属烤塑固定桥是以铸造金属为基底，在其表面覆盖一层树脂的金属与非金属联合的固定桥。一般树脂部分用光固化树脂材料制作，树脂部分如果损坏，在口内即可修补。

三、简答题

金属烤塑固定桥涂塑形态时有哪些注意事项？

答：（1）涂布树脂结合剂时，要保证金塑结合界面均匀涂布，没有遗漏，特别是固位珠的根方。

（2）涂塑形态时应少量逐层、多次构筑；涂塑刀应施加一定压力，避免树脂内气泡的产生。

（孟 琨 樊 晖）

实训十五

铸瓷贴面制作

扫描二维码，观看操作视频

案例导入

图 15-1 为义齿加工企业提供的来自口腔修复临床的义齿设计单。要求 21 铸瓷贴面修复，并附带工作模型（图 15-2）和对颌模型。应该如何完成修复体制作任务？

图 15-1　义齿设计单

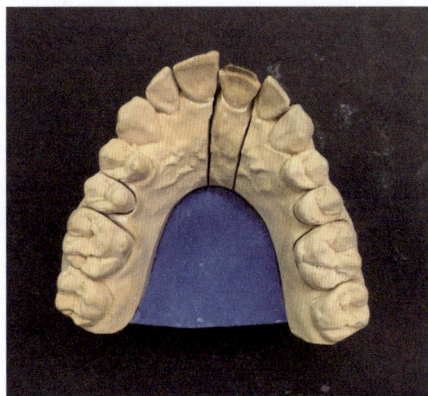

图 15-2　工作模型

记忆链接

1.铸瓷贴面的定义　铸瓷贴面修复是采用陶瓷材料，通过专门技术制作成具有一定强度和硬度的贴面后，再利用粘结技术将贴面覆盖于患牙表面，从而起到美观作用。

2.铸瓷贴面的制作流程　制作可卸式模型→修整代型→制作熔模→包埋、铸造→试戴、打磨、上釉、染色完成。

技术操作

一、目的

（1）学会可卸代型的制作方法、会检查预备牙石膏代型。

（2）学会铸瓷前牙贴面熔模制作、安插铸道的方法。

（3）学会铸瓷前牙贴面的包埋、压铸、去除包埋材料和反应层的方法。

（4）学会铸瓷前牙贴面试戴、打磨及染色上釉的方法。

二、实施规程

实训器材

1. 设备　真空搅拌机、振荡器、电烤箱、铸瓷 - 烤瓷一体炉、技工打磨机。
2. 器材　酒精灯、滴蜡器、雕刻刀、橡胶铸型、底座、铸道角度测量尺、调拌刀、真空搅拌罐、切割砂片、各种磨头

模型准备

1. 检查模型
（1）检查工作模型和对颌模型的完整性，预备牙形态完整无缺陷。
（2）检查模型整体的咬合关系，保证工作模型整体咬合接触稳定。
（3）检查预备牙所需瓷层厚度。基牙表面应无锐边锐角，肩台边缘清晰完整，就位道方向无倒凹。
2. 涂布间隙剂　预备牙石膏代型表面涂 1 或 2 层间隙剂，为保证修复体的边缘密合，预备体边缘线内侧 1mm 范围内不应涂布间隙剂。
3. 涂布分离剂　在预备牙石膏代型表面涂一层分离剂，便于熔模和预备牙石膏代型分离，分离剂涂布要求均匀、尽量薄，同时在邻牙和对颌牙的表面也要涂一层分离剂，以免熔模和石膏表面粘连。如果分离剂涂抹过多，须用纸巾擦除

熔模制作

1. 形成熔模基底　使用浸蜡法将预备牙石膏代型浸入蜡液中，使预备牙石膏代型表面均匀覆盖一层蜡，蜡型基底厚度控制在 0.3~0.5mm，
2. 滴蜡塑形　将滴蜡器加热到适当温度蘸取适量的冠桥用蜡，加热使之有适当的流动性，将蜡滴塑在代型上，恢复前牙冠唇面形态并与邻牙相协调（图 15-3）。在𬌗架上恢复形成正确的唇外展隙、舌外展隙、邻间隙形态，防止食物嵌塞，利于食物排溢，维护牙龈健康。

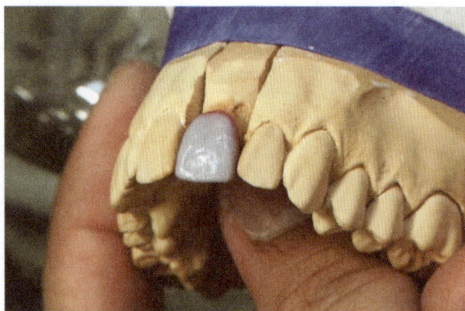

图 15-3　恢复前牙唇面形态

3. 封闭边缘　先用雕刻刀去除边缘线以内 1mm 范围的蜡，不要破坏预备牙石膏代型表面，然后涂一薄层分离剂，使用颈缘蜡重新滴蜡封闭边缘，在颈缘蜡凝固前，用手指轻轻按压，以保证颈缘蜡与预备牙石膏代型密贴，检查熔模边缘、修整熔模各个面。

4. 熔模检查　熔模代型复位到模型上，用绿色咬合纸检查邻接关系，检查各轴面外形与邻牙的协调性；要求熔模表面光滑完整。

5. 安插铸道　铸道直径 2.5~3mm、长 3~8mm，铸道安插在熔模最厚的部位，安插方向与铸瓷材料流入方向一致，以保证铸瓷材料的注入。铸道和包埋底座的角度为 45°~60°，熔模和铸道的总长度不超过 16mm，铸道连接处光滑圆钝，无锐边锐角。需要注意：为保证铸瓷的成功，单个熔模需在对侧安插一根铸道但不与熔模相连，熔模距离铸圈壁和铸圈顶的距离保证 10mm（图 15-4）

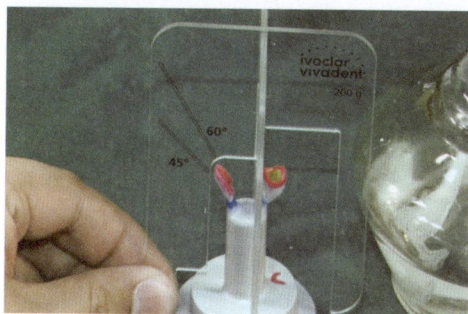

图 15-4　安插铸道的位置和方向

1. 包埋准备　准备 16ml 包埋材料专用液、11ml 的蒸馏水以及 100g 快速包埋粉；先将包埋液和蒸馏水放入真空罐内，混合均匀后，放入包埋粉，手动调拌 30 秒，使粉、液充分混合后，再真空调拌 2.5 分钟。按照包埋材料说明书，根据修复体种类调整包埋液稀释比例。

2. 包埋　将铸圈置于振荡器上，使用毛刷或软质工具蘸取包埋材料糊剂小心注入蜡熔模表面，然后将包埋材料糊剂快速注入橡胶铸圈内，在注入到接近蜡熔模时，需缓慢注入，确保熔模表面无气泡，保证形态完整

1. 烘烤、焙烧　铸型快速包埋材料经过 45~60 分钟充分硬固后，去除表面橡胶圈和底座，将铸型直接放入 850℃ 的电烤箱内，铸道口朝下摆放，焙烧 45~60 分钟。根据包埋材料的要求焙烧铸圈。

2. 压铸　压铸前准备颜色、重量合适的瓷块；准备一个氧化铝推杆并涂抹分离剂，开启铸瓷炉进行设备自检和预热，设定压铸程序。预热结束后，取出铸型迅速将室温的瓷块放入热的铸型铸道口内，注意瓷块颜色标记面朝上，再次确认瓷块颜色；然后将涂有分离剂的室温氧化铝推杆，放在铸道口的瓷块上，随

熔模制作

熔模包埋

烘焙、压铸

烘焙、压铸	即迅速将铸型放入铸瓷炉中央，按下 START 键开启所选程序。注意压铸操作过程要在 30 秒内完成，防止铸型温度下降过快，影响压铸成功率。压铸完成后，将铸型取出在室温下自然冷却，禁止用风冷或水冷的方式给铸型降温，避免瓷裂
去除包埋材料和反应层	1. 去除包埋材料　铸型自然冷却至室温，在铸型上标出氧化铝推杆的长度，切割铸型使推杆和包埋材料分离。 2. 表面喷砂　喷砂去除铸件周围的包埋材料，尽量使用玻璃珠，以 0.4MPa（4bar）的压力进行粗喷砂、0.2MPa（2bar）的压力进行细喷砂。注意喷砂的压力、角度和距离，防止边缘破损。推杆上的残留物使用氧化铝喷砂处理。 3. 酸蚀清洗　细喷砂后，将铸件放入专用酸蚀液中，酸蚀清除铸件表面的残留反应层，使用超声波清洗机清洗 10~30 分钟，铸件表面完全清洁后，用清水清洗后吹干。也可使用 100~120 目的氧化铝在 0.1~0.2MPa（1~2bar）的压力下喷砂清洗。如果反应层未清洗彻底，会导致涂层瓷粉以及上釉材料不能与铸瓷材料结合
试戴打磨	1. 切割铸道　首先使用金刚砂片在水冷的状态下切割铸道（图 15-5），并在预备牙石膏代型上试戴铸瓷贴面。 2. 表面打磨　使用铸瓷专用的金刚砂磨头，进行铸道和瓷贴面表面的调整和精修（图 15-6）。切割和打磨调整时，要低速、轻压，避免高速、高压打磨，避免铸件过热发生瓷裂。形态精修后，使用氧化铝在 0.1MPa（1bar）的压力下短暂喷砂并蒸汽清洗 图 15-5　水冷的状态下切割铸道　　　图 15-6　调整和精修
染色上釉	（1）首先制作染色用树脂代型，根据预备牙的比色结果，选用相对应的代型树脂材料，用来模仿预备牙的颜色（图 15-7）。再调和釉液和釉粉至所需稠度，在瓷冠表面均匀涂布一层上釉材料，与比色板比对，进行铸瓷贴面染色，用外染色材料在贴面颈 1/3 部位适度加深颜色，使色彩有循序渐进之感，起到仿真的效果（图 15-8）。

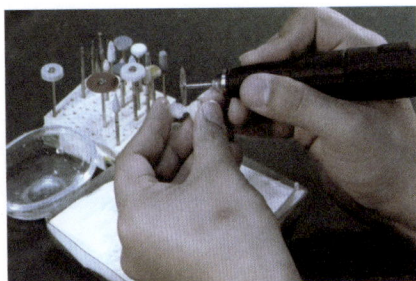

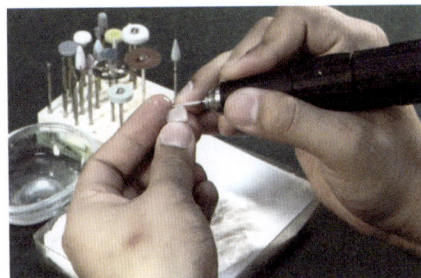

染色上釉

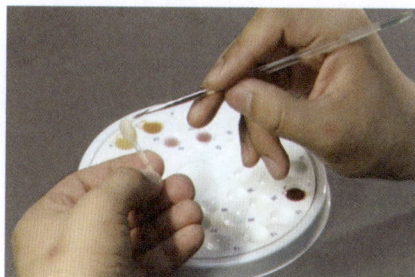

图 15-7　在代型树脂材料上染色

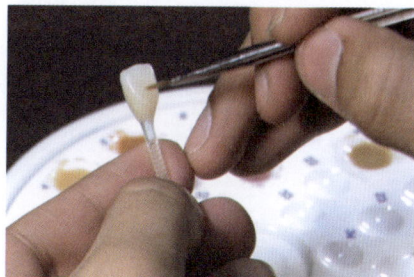

图 15-8　在冠颈 1/3 部位适度加深颜色

（2）涂布釉液后，必须检查贴面组织面不能有釉液流入，有则以干净的毛笔清除，以免影响铸瓷贴面戴入。

（3）烧结。将染色上釉的铸瓷贴面放置到烧结盘上，送入烤瓷炉内，执行上釉烧结程序。

注意：不要使用金属夹触碰铸瓷贴面，较深的颜色可通过数次染色获得，而不要用较厚的涂层

检查完成

染色上釉的铸瓷贴面，烧结后须自然冷却，戴入工作模型，再次确认咬合关系、形态、颜色，铸瓷前牙贴面完成（图 15-9）

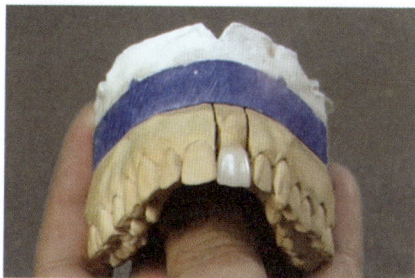

图 15-9　铸瓷前牙贴面完成

三、注意事项

（1）预备牙石膏代型表面应无锐边锐角，就位道方向无倒凹。

（2）预备牙石膏代型肩台边缘清晰完整，表面不能有气泡、小瘤，无菲边和悬突，如果有缺陷必须重新制取工作模型，可卸代型复位到模型上要求稳定。

（3）为保证修复体的边缘密合，预备体边缘线内侧 1mm 范围内不应涂布间隙剂，分离剂涂布要求均匀、尽量薄。

（4）制作熔模封闭边缘时，保证颈缘蜡与预备牙石膏代型密贴，并与边缘线长短一致。

（5）熔模铸道直径 2.5~3mm、长 3~8mm，安插在熔模最厚的部位，方向与铸瓷材料流入方向一致，铸道和包埋底座的角度为 45°~60°，熔模和铸道的总长度不超过 16mm，铸道连接处光滑圆钝，无锐边锐角。

（6）按照包埋材料说明书，根据修复体种类调整包埋液稀释比例，确保熔模表面无气泡，保证形态完整。

（7）压铸前氧化铝推杆涂抹分离剂，压铸操作过程要在 30 秒内完成，防止铸型温度下降过快，影响压铸成功率。

（8）压铸完成后铸型在室温下自然冷却，禁止用风冷或水冷的方式给铸型降温，避免瓷裂。

（9）喷砂去除铸件表面包埋材料，注意喷砂的压力、角度和距离，防止边缘破损。

（10）彻底清洗铸件表面的残留反应层，否则会导致涂层瓷粉以及上釉材料不能与铸瓷材料结合。

（11）切割和打磨铸瓷冠时，要低速、轻压，避免铸件过热发生瓷裂。

（12）不要使用金属夹触碰铸瓷贴面，涂布釉液后，检查组织面不能有釉液流入。

相关拓展

铸瓷贴面是全瓷材料修复中的一种，理想的美学效果是其主要特点之一，但影响美学效果的因素与修复体颜色、制备后基牙的颜色、粘结材料的颜色有直接关系；基牙制备深度、预留全瓷修复体的厚度也同样十分重要。医师和技师同样有必要了解、掌握全瓷材料的性能和特点。

测试题

一、单选题

1.切割和打磨调整时，要（　　），避免铸件过热发生瓷裂。

A.低速、轻压，避免高速、高压打磨

B.低速、轻压，高压

C.避免高速、高压打磨

D.高速、高压打磨

正确答案： A

答案解析： 记忆题。

2.用模型修整机修整模型的四周及底部，将底部修成与咬合平面平行，底部至颈缘至少（　　），以保证模型的强度。

A.5~6mm

B.9~10mm

C.7~8mm

D.4~7mm

正确答案： C

答案解析： 记忆题。

二、判断题

1.细喷砂后，将铸件放入专用酸蚀液中，酸蚀清除铸件表面的残留反应层，使用超声波振荡机清洗 5~10 分钟。

正确答案： 错

答案解析： 应该是 10~30 分钟。

2.快速包埋材料经过 45~60 分钟充分硬固后，去除表面橡胶圈和底座，将铸圈直接放入 850℃的烤箱内。

正确答案： 对

答案解析： 记忆题。

三、简答题

如何进行烤瓷贴面的染色上釉?

答:(1)首先制作染色用树脂代型,根据预备牙的比色结果,选用相对应的代型树脂材料,用来模仿预备牙的颜色。再调和釉液和釉粉至所需稠度,在瓷贴面表面均匀涂布一层上釉材料,与比色板比对,进行铸瓷贴面染色,用外染色材料在贴面颈 1/3 部位适度加深颜色,使色彩有循序渐进之感,起到仿真的效果。

(2)涂布釉液后,必须检查贴面组织面不能有釉液流入,以免影响铸瓷贴面戴入。

(3)将染色上釉的铸瓷冠放置到烧结盘上,送入烤瓷炉内,执行上釉烧结程序。

注意:不要使用金属夹触碰铸瓷冠,较深的颜色可通过数次染色获得,而不要用较厚的涂层。

(张 晨)

实训十六

烤瓷贴面制作

案例导入

图 16–1 为义齿加工企业提供的来自口腔修复临床的义齿设计单。要求 21 烤瓷贴面修复，并附带临床印模（图 16–2）。应该如何完成修复体制作任务？

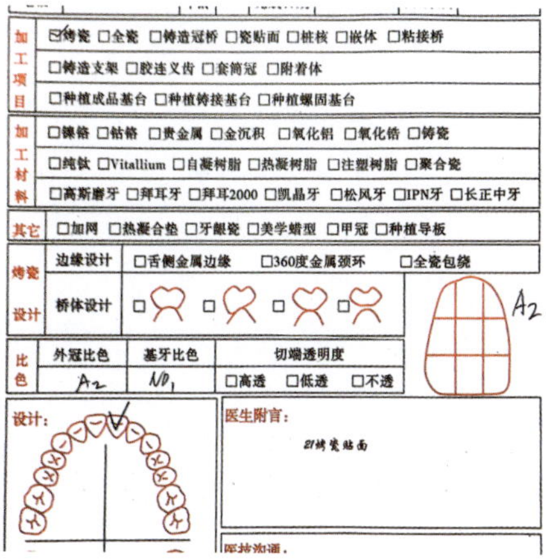

加工项目：☑烤瓷 □全瓷 □铸造冠桥 □瓷贴面 □桩核 □嵌体 □粘接桥
□铸造支架 □胶连义齿 □套筒冠 □附着体
□种植成品基台 □种植铸接基台 □种植螺固基台

加工材料：□镍铬 □钴铬 □贵金属 □金沉积 □氧化铝 □氧化锆 □铸瓷
□纯钛 □Vitallium □自凝树脂 □热凝树脂 □注塑树脂 □聚合瓷
□高斯磨牙 □拜耳牙 □拜耳2000 □凯晶牙 □松风牙 □IPN牙 □长正中牙

其它：□加网 □热凝合垫 □牙龈瓷 □美学蜡型 □甲冠 □种植导板

烤瓷设计：边缘设计 □舌侧金属边缘 □360度金属颈环 □全瓷包绕
桥体设计 □ □ □ □

A2.

比色：

外冠比色	基牙比色	切端透明度
A2	ND1	□高透 □低透 □不透

设计：

医生附言：21烤瓷贴面

医技沟通：

图 16–1　义齿设计单

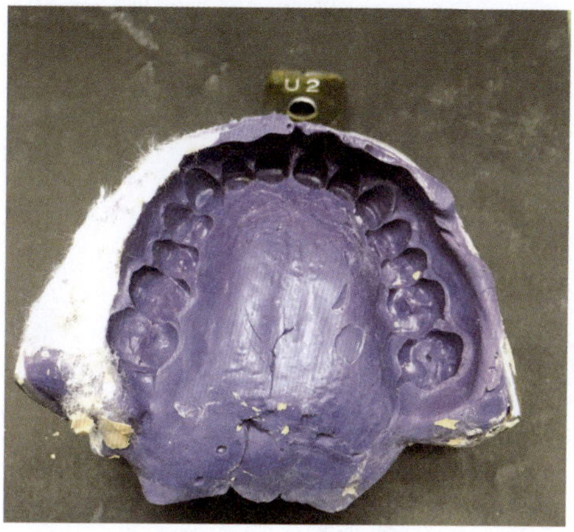

图 16–2　临床印模

记忆链接

1. 烤瓷贴面的定义　烤瓷贴面是应用粘结材料将薄层人工烤瓷修复体固定在患牙唇面，以修复改善美观效果的一种修复体。

2. 烤瓷贴面的制作流程　制作工作模型→制作预备牙耐火代型→瓷泥涂塑→形态修整→上釉→去除预备牙耐火代型→戴入工作模型，完成修复体。

技术操作

一、目的

（1）学会工作模型的制作方法，会检查预备牙石膏代型。

（2）学会烤瓷贴面预备牙耐火代型的制作。

（3）学会烤瓷贴面在预备牙耐火代型上的制作。

（4）学会烤瓷贴面的形态修整及染色上釉的方法。

二、操作规程

实训器材

1. 设备　真空搅拌机、模型修整机、技工打磨机、烤瓷炉。
2. 材料　技工硅橡胶、临床用硅橡胶、复制代型耐火材料、分离剂、硬化剂、瓷粉。
3. 工具　堆瓷保湿盘、堆瓷毛笔、上釉笔、金刚砂磨头

制作工作模型

（1）首先在印模中预备牙处围模（围模时不可损坏印模），然后灌注预备牙超硬石膏代型。石膏硬固后去掉围模取下代型，修整至合适大小，形成颈部粗、根方细的外形并标示颈缘线（图16-3），然后涂布薄薄一层石膏硬化剂和快干石膏分离剂，最后将石膏代型插回原印模再灌注工作模型（图16-4）。

（2）工作模型石膏凝固后，取下预备牙石膏代型，再复位回工作模型，确保预备牙石膏代型复位准确且稳定（图16-5）。

（3）检查预备牙预留的瓷层厚度，基牙表面应无锐边锐角，肩台边缘清晰完整，就位道方向无倒凹

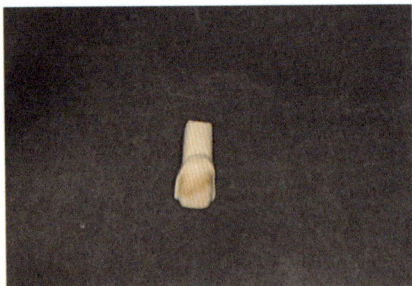

图16-3　预备牙石膏代型

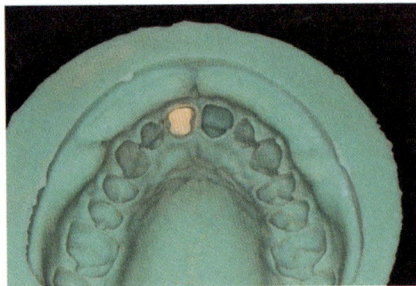

图16-4　灌注工作模型

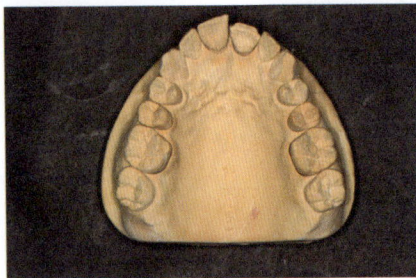

图16-5　石膏代型复位回工作模型

（1）选择技工硅橡胶或临床硅橡胶印模材料复制预备牙石膏代型。需确保预备牙耐火代型精准，保证其在工作模型中准确复位且稳定。

（2）选择与所选瓷粉的热膨胀系数相匹配的材料制备预备牙耐火代型。耐火材料包装分为粉剂和液剂，粉液比例为100g粉剂比7.7ml液体，耐火材料搅拌30秒，因其硬化速度快，所以操作时间控制在3分钟以内并将其放入压力锅，可减少气泡产生，放置时间7分钟，烘烤后压缩强度为52MPa形成预备牙耐火代型（图16-6）。

（3）根据耐火材料说明书要求，将耐火代型放入烤瓷炉内初烧、干燥，但不抽真空。

（4）在耐火代型硬固后（约60分钟）再次烧结除气。放入烤瓷炉加热至700℃并维持10分钟，到维持时间后取出自然冷却到室温，预备牙耐火代型再次放入设定好起始温度700℃，升温速率50~60℃真空下烧结，最终温度为1050℃的烤瓷炉内除气

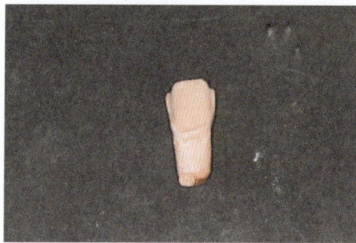

图16-6 预备牙耐火代型

（1）涂塑瓷泥之前，需要先在耐火代型表面均匀涂上一层粘结剂以950℃停留10分钟烧结（如温度不足，耐火代型表面呈黑色，需特别注意），也可以在耐火代型表面均匀涂布一层釉液，再进行上釉程序的烧结（图16-7），烧结后耐火代型表面具有光泽（如粘结剂和釉液涂布不均匀或不完全，瓷烧结时则容易产生气泡）。粘结剂和釉液的作用是在耐火代型表面形成一薄层覆盖层，以增加瓷泥与耐火代型之间良好的密合效果，同时避免塑瓷时瓷泥中的水分被耐火材料快速吸收。

（2）将预备牙耐火代型浸泡于水中，使其完全浸润（图16-8），然后开始涂

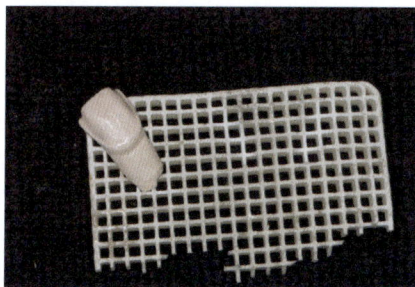

图16-7 上釉后的预备牙耐火代型

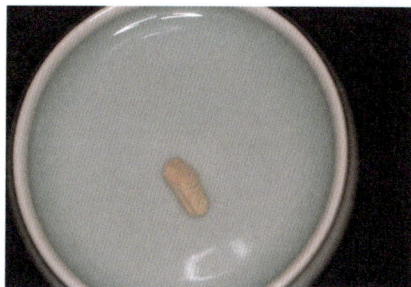

图16-8 预备牙耐火代型浸泡于水中

制作耐火代型

瓷层涂塑和形态调整

塑瓷泥，根据比色要求选择相应瓷泥进行逐层涂塑，并形成牙齿唇面形态（图16-9）。瓷泥涂塑过程中，要保持耐火代型的湿润并控制各瓷层瓷泥中的水分始终一致，以防止瓷泥混合以及烧结过程中产生气泡。进炉烧结前，必须将超出预备牙耐火代型边缘的多余瓷泥清除，避免预备牙耐火代型无法完全准确复位到工作模型（图16-10）。选择相应的烤瓷程序烧结（图16-11）。

（3）使用烤瓷专用的金刚砂磨头，进行表面的调整和精修。打磨调整时，要低速、轻压，避免高速、高压打磨，避免极速产热发生瓷裂（图16-12）。

（4）因烤瓷贴面堆筑空间较小，建议使用色度较强烈的瓷粉，以区分瓷层和位置。同时选择强度高且韧性好的瓷粉也很重要

瓷层涂塑和形态调整

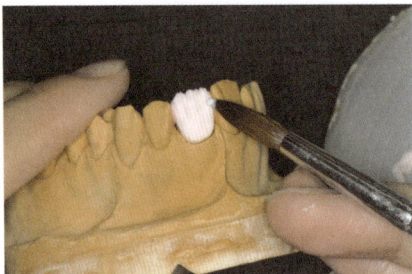

图16-9　涂塑瓷泥

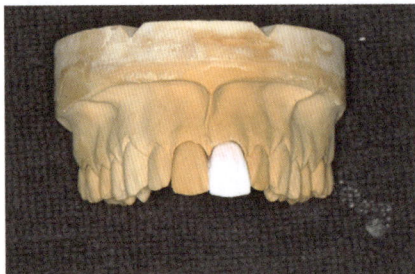

图16-10　牙齿唇面外形涂塑完成

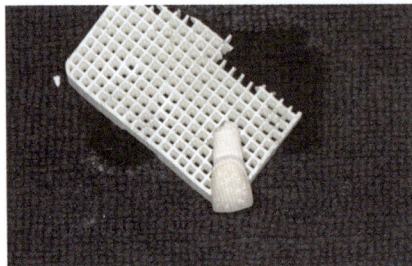

图16-11　烤瓷贴面外形烧结完成

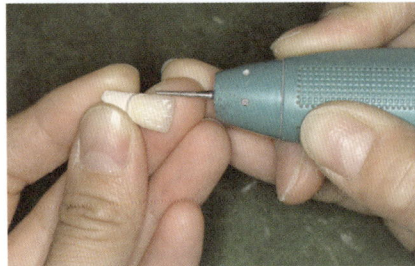

图16-12　打磨烤瓷贴面外形

上釉去除耐火代型并戴入工作模型

（1）确认形态后贴面染色上釉（图16-13），调和釉液和釉粉至所需稠度，在烤瓷贴面表面均匀涂布一层上釉材料，与比色板比对，进行烤瓷贴面染色，用外染色材料在贴面颈1/3部位适度加深颜色，使色彩有循序渐进之感，起到仿真的效果。

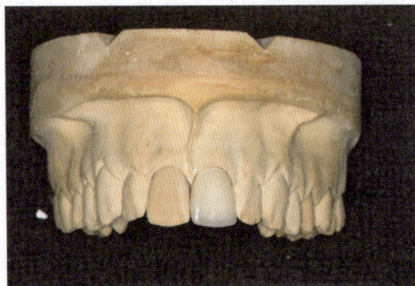

图16-13　戴入工作模型

上釉去除耐火代型并戴入工作模型

（2）去除耐火代型。先用切片及车针去除大部分的耐火模型，再用玻璃珠喷砂去除附着在瓷贴面组织面的剩余耐火材料，压力控制在 0.1~0.2MPa(1~2bar)，避免伤及边缘（图 16-14）。完成后需在石膏代型上确认就位道及边缘密合性。

（3）烤瓷贴面完成，戴入工作模型（图 16-15），注意在去除耐火材料后贴面边缘如有缺损或需要添加陶瓷，可利用低温瓷粉补，注意进炉温度必须低于原瓷粉烧结温度，否则将造成贴面变形

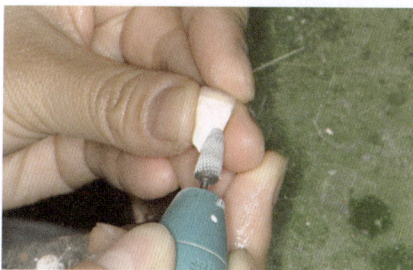

图 16-14　去除耐火代型

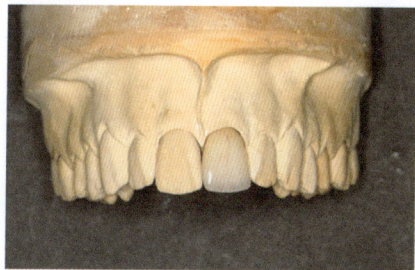

图 16-15　上釉、染色，完成后的烤瓷贴面

三、注意事项

（1）预备牙石膏代型表面应无锐边锐角，就位道方向无倒凹。不能有气泡、小瘤，肩台边缘清晰完整，无菲边和悬突，如果有缺陷必须重新制取工作模型，预备牙石膏代型复位到模型上要求准确、稳定。

（2）选择的耐火材料和瓷粉之间的热膨胀系数须匹配。

（3）注意完全干燥的耐火代型在瓷泥涂塑过程中会吸收水分，造成涂塑时无法利用瓷粉中的水分使逐层瓷粉致密，因而在瓷烧结过程中产生气泡。因此，须保持耐火代型湿润。

（4）打磨调整时，要低速、轻压，避免高速、高压打磨，避免过热发生瓷裂。

（5）注意在去除耐火材料时需注意喷砂压力避免边缘破损。

相关拓展

　　烤瓷贴面是全瓷材料修复中的一种，理想的美学效果是其主要特点之一，但影响美学效果的因素与修复体颜色、制备后预备牙的颜色、粘结材料的颜色有直接关系；基牙制备深度、预留全瓷修复体的厚度也同样十分重要。对医师和技师的要求同样也很高，有必要了解、掌握有关于烤瓷贴面的相关知识。同时也要根据患者的具体情况选择其他适当的美学修复体。

测试题

一、单选题

1. 关于烤瓷贴面，预备牙表面应无锐边锐角，肩台边缘清晰完整，塑瓷修复空间应为（　　）

A. 0.2mm

B. 1mm

C. 1.2mm

D. 0.6~0.8mm

E. 以上都可以

正确答案： E

答案解析： 记忆题。

2. 用玻璃珠喷砂去除耐火模型时应用的压力是（　　）

A. ＜0.1MPa（1bar）

B. 0.1~0.2MPa（1~2bar）

C. 0.2~0.3MPa（2~3bar）

D. 0.3~0.4MPa（3~4bar）

E. ＞0.4MPa（4bar）

正确答案： B

答案解析： 记忆题。

二、判断题

1. 烤瓷贴面打磨调整时，要高速水冷、高压打磨，避免过热发生瓷裂。

正确答案： 错

答案解析： 打磨调整时，要低速、轻压，避免高速、高压打磨，避免过热发生瓷裂。

2. 耐火材料包装分为粉剂和液体，水粉比例为 7.7ml 液体比 100g 粉剂，耐火材料搅拌 30 秒。

正确答案： 对

答案解析：记忆题。

三、简答题

烤瓷贴面进行染色上釉，取出预备牙耐火代型并戴入工作模型的操作步骤和注意事项是什么？

答：（1）确认形态后进行贴面的染色上釉，调和釉液和釉粉至所需稠度，在烤瓷贴面表面均匀涂布一层上釉材料，与比色板比对，进行烤瓷贴面染色，用外染色材料在贴面颈 1/3 部位适度加深颜色，使色彩有循序渐进之感，起到仿真的效果。

（2）去除耐火模型。先用切片及车针去除大部分的耐火模型，再用玻璃珠喷砂去除附着瓷贴面组织面的剩余耐火材料，压力控制在 0.1~0.2MPa（1~2bar），避免伤及边缘。完成后须在石膏代型上确认就位道及边缘密合性。

（3）烤瓷贴面完成，戴入工作模型，注意在去除耐火材料后贴面边缘如有缺损或需要添加陶瓷，可利用低温瓷粉修补，注意进炉温度必须低于原瓷粉烧结温度，否则将造成贴面变形。

（张 晨）